春去秋来话节气

杜　炯 **主编**　杜荃儿 **绘**

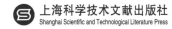

上海科学技术文献出版社

Shanghai Scientific and Technological Literature Press

图书在版编目（CIP）数据

春去秋来话节气 / 杜炯主编 . —上海：上海科学技术文献
出版社，2020

ISBN 978-7-5439-8122-5

Ⅰ.①春… Ⅱ.①杜… Ⅲ.①二十四节气—关系—养
生（中医） Ⅳ.① R212

中国版本图书馆 CIP 数据核字 (2020) 第 059247 号

责任编辑：付婷婷
封面设计：张德仁

春去秋来话节气
CHUNQU QIULAI HUA JIEQI
杜　炯　主编　杜荃儿　绘
出版发行：上海科学技术文献出版社
地　　址：上海市长乐路 746 号
邮政编码：200040
经　　销：全国新华书店
印　　刷：常熟市文化印刷有限公司
开　　本：787×1092　1/24
印　　张：9 ¹/₃
版　　次：2020 年 8 月第 1 版　2020 年 8 月第 1 次印刷
书　　号：ISBN 978-7-5439-8122-5
定　　价：98.00 元
http://www.sstlp.com

二十四节气是华夏文明对天人关系的重要发现，是易学和中医的内在依托之一。易学和中医来自同一体系，过去称为医易同源，或者医出于易。张景岳《类经附翼·医易义》引孙思邈云："不知易，不足以言太医。"又云："天地之道，以阴阳二气而造化万物；人生之理，以阴阳二气而长养百骸。易，易也，具阴阳动静之妙；医者，意也，合阴阳消长之机"。

《周易·系辞下》："古者庖牺氏之王天下也，仰则观象于天，俯则观法于地，观鸟兽之文，与地之宜，近取诸身，远取诸物。于是始作八卦，以通神明之德，以类万物之情。"在华夏文明中，这六大分类是所有学问的根源，也是医学的根源。之后神农氏推广农业，在传说中尝百草以发展药学。再后来《黄帝内经》托名黄帝，以阴阳五行解释人的生理和病理。华夏文明从诞生开始，易学、药学和医学就享有共同的起源，其间环环相扣，彼此紧密联系。

地球围绕太阳转动，为阳历之所出；月亮围绕地球转动，为阴历之所出。而中国的农历（过去称夏历）为阴阳合历，以十九年七闰，来平衡阴阳历之间的差异（每年大约十一天）。年的周期确定以后，有十二月的划分。随后以四分法确定四时（可推至《尚书·尧典》），其标准为二分、二至（春分、秋分，夏至、冬至）。又取其中位"四立"（立春、立夏、立秋、立冬），以八分法形成八节（可推至《左传》昭公十七年）。

于八节再加细分，有二十四节气（8乘以3）。进一步再加细分，更有七十二候（24乘以3）。《逸周书·时训解》以五日为候，三候为气，六气为时，四时为岁。一年二十四节气，共七十二候，已形成完整的体系。中国古代对物候的认知，非常详密。在《大戴礼记》的《夏小正》，《礼记》的《月令》，以及《吕氏春秋》《周髀算经》《淮南子》中，都有相关记载。

《史记·太史公自序》总结说："夫阴阳、四时、八位、十二度、二十四节，各有教令，顺之者昌，逆之者不死则亡。未必然也，故曰'使人拘而多畏'。夫春生夏长，秋收冬藏，此天道之大经也，弗顺则无以为天下纲纪，故曰'四时之大顺，不可失也'"。

此一完整的结构，因为汉代的"太初历"确定岁首（以后也称元旦或元日，就是现在的春节）而完备。以夏正建寅为岁首，直至清末不变。夏时的标准，适应于农业生产，其思想来自孔子"行夏之时"（《论语·卫灵公》）。《礼记·礼运》孔子曰："我欲观夏道，是故之杞而不足征也，吾得夏时焉"。

汉王朝"太初历"（公元前104）和罗马帝国儒略历（公元前45），两者时间接近，而影响深远。进入20世纪，中国在国家层面采用公历，其背后是西医体系。而在社会和农业层面，乃至个人养生层面，仍参用农历，其背后是中医体系。两大体系共同护卫中国人的健康，互相检验而互相补充，虽时有矛盾，也不无协和。

以百年乃至千年的时间级别来看，于今天而言，不得不考虑中西文明变迁的大局。对于中医体系的认知，应该重新整理其核心，以面对新的时代。医学的根本经典托名黄帝，以处于社会结构中的人，来理解人的生理和病理，不能不考虑社会人（或政治人）

与自然人（或生理人）的相互影响。而二十四节气，因为根极于自然，经历几十代人的亲测有效，依然历久弥新。

杜炯的新书，以通俗的笔法，普及关于二十四节气的知识，其源头当来自医易同源的古学。随时令而做出相应变化，涉及的养生、卫生观念（二词都出于《庄子》，与今义不同），有其深邃的意蕴。而落实到不同时空中的人，更应注意其复杂的呈现。

人处于天地之间，要保持健康的身心状态，应根据节气有所调整。以药食同源之理观之，调整不足才考虑用药，以药物的偏性来纠正人体的偏性。若极度调整偏性，则古代"毒"与"药"往往连用，更需要斟酌其间的分寸（《周礼·天官》医师"聚毒药以供医事"；《素问·藏气法时论》："毒药攻邪，五谷为养，五果为助，五畜为益，五菜为充"）。可见食—药—毒有其连续性谱系，而养生和治疗亦有所拍合。中医主张"上医医未病"，人应该往前端努力。

最后敬录小时候背诵的《二十四节气歌》，作为进入此书的导引（与通行本有一二字差别，已标示）：

春雨惊春清谷天，夏满芒夏暑相连。
秋暑[1]露秋寒霜降，冬雪雪冬寒更寒[2]。

张文江

庚子年正月初一至初三

---

1. 一作"处"。
2. 一作"小大寒"。

草此序时，正值春节，时疫大行，举国震动。

适逢友人传来《摄生养性论》（托名彭祖撰），偶然

读到一句："冬极温而春有狂疫，夏极凉而秋有疟

痫"。是耶？非耶？不觉有所触动，想了很久很久。

瞥一眼杜炯书稿，从秋分开始……

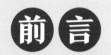

前言

Carl G. Jung[1] 说：你连想改变别人的念头都不要有。要学习像太阳一样，只是发出光和热。每个人接收阳光的反应有所不同，有人觉得刺眼，有人觉得温暖，有人甚至躲开阳光。种子破土发芽前没有任何的迹象，是因为没到那个时间点。只有自己才是自己的拯救者。

孟子曰："达则兼济天下，穷则独善其身"。纷扰繁世中，你我当自珍！来吧，让我们随着时光的节拍，应和节气发展，先自救健康，如何？

---

1. 卡尔·荣格（Carl Gustav Jung，1875—1961），瑞士心理学家。

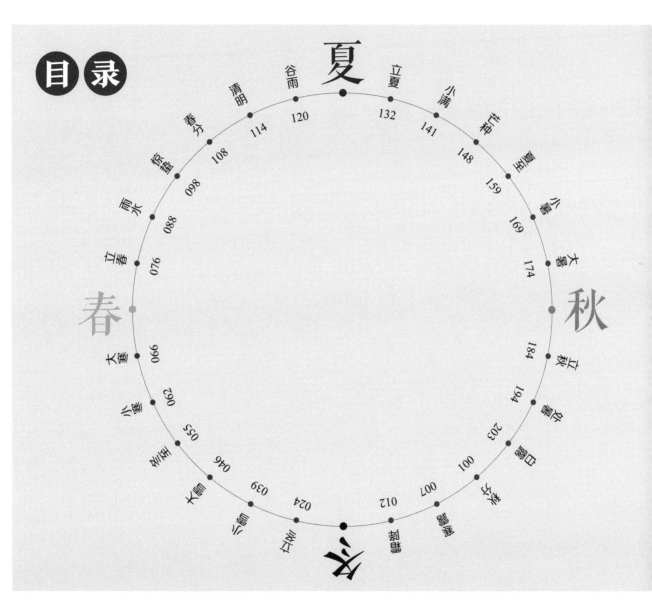

三用韵十首其一

宋·杨公远

屋头明月上。此夕又秋分。

千里人俱共，三杯酒自醺。

河清疑有水，夜永喜无云。

桂树婆娑影，天香满世间。

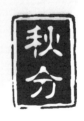

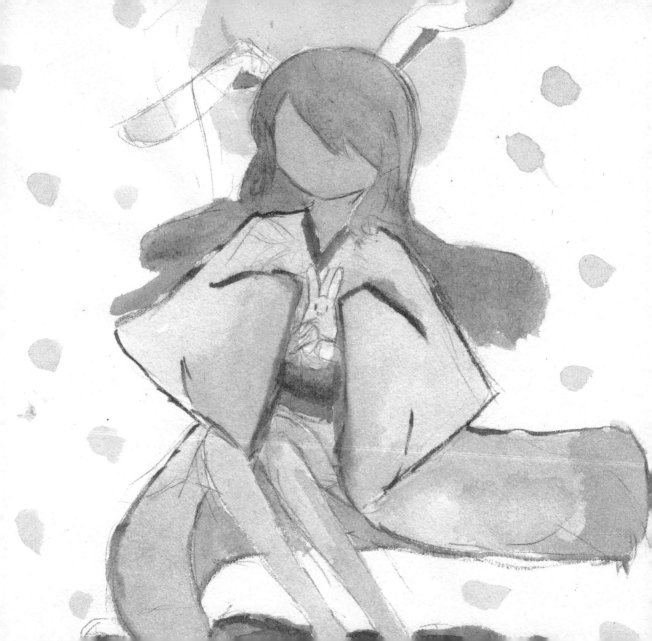

农历八月中，秋分节气。此时，阴在正东，阳在正西，这个节点后，阴气越来越占上风，夜也就越来越长。

秋分，在古时，被称之为"争日"。

顾名思义，争日就是争夺的日子，日为阳，夜为阴，秋分当天，阴阳相争，没有争出结果，反而达到了平衡状态，阴阳平衡，昼夜相等。

秋分这一天后，日头就渐渐短了；阴气越来越占上风，燕已飞走，夜也越来越长。地面不断散失着热量，气温将明显降低，真是一场秋雨一场寒啊。

秋分后，自然界的阳气开始收敛、闭藏。

养生也讲究顺天应时，也要做到阴阳平衡，才能达到更好的养生效果。本阶段养生，一要养收，二要养肺。

首先要养收，即肃清，在这里，肃清是收拾整理、清扫的意思。所谓"肃清"，是为清理夏壅而准备冬藏，配合起居上的调整，就是"春捂秋冻"了。养收阳气以弥补不足。应着重按摩、艾灸人体的少阳胆经和太阴脾经。帮助好阳气慢慢收敛，为迎接寒冷的冬天打下坚实的健康基础。

其次，"肺旺于秋"，秋季肺经当令，最适合养肺。那如何养收又养肺呢？

根据运气理论，秋分处于五之气里的第一个节气，偏于寒燥，易被秋凉肃杀之气所伤，故治宜润燥滋肺，温胃暖肝。秋梨膏具养阴生津的作用，润燥滋肺，用姜水冲兑，当真算是当令的甜美佳品。其功效润肺止咳，生津利咽。

秋季主白色，肺当令，孟秋开始就说食白，秋分吃什么好呢？

想到了宋朝苏东坡的表孙程垓所写的"丝藕清如雪"，以及元朝吴师道的"玉雪窍玲珑"了。

藕，生食宜鲜嫩，煮食宜壮老。什么意思呢？

就是说藕可生吃，亦能熟食。而生吃的藕当选鲜嫩多汁的，可以生津，又化瘀止渴而除烦开胃；煮熟吃的藕，就要选成年而壮实的，通常粉藕尤佳，用砂锅桑柴慢火煨到极烂，再用白蜜炼之，收干后食，最是滋补心脾。

秋季，收敛为主，肝属性以藏血为先，可是现代人太多熬夜纵欲，动不动就阴虚肝旺了，内热血不藏其所，进而导致失血而产生各种病症。所以，日熬浓藕汤饮之，久久自愈，不服他药也可。赞！

另，藕节入药，功专止血。怎么止血呢？

民间常用生藕捣汁服用，止鼻血、便血等。

看到藕的形状，像一段人的手臂，神话中哪吒死而复生，他的四肢就是用藕做的雏形。藕间有孔，犹如七窍玲珑，灵气通达上下，也可以散血通络。此物虽好，但对于产后待养血的产妇尚须慎用哦！若制成老藕粉了，倒是滋养虚劳妙品！

推荐姜藕饮

藕 90 克，生姜 10 克。捣烂，绞取汁液，一日分 3 次服用。

本方取藕能清热生津，以生姜和胃止呕。同时藕又能纠偏姜之燥，二者相得益彰。

此饮用于胃热而胃气不和，恶心呕吐，口渴口干。祛长夏余热，舍我其谁！

宜灸神阙穴。即人的肚脐眼。

神，指人的元神。人的根本主宰。"阙"在《说文》中指的是门观，古代宫殿、祠庙前的高台，通常左右各一，台上起楼观。二阙之间有道路。或者是宫门的代称。"阙"也同"缺"，指门的缺口。《道藏》曰："神者变化之极也，故名之以神，阙为中门，出入中门，示显贵也。人身以神志为最贵。本穴为心肾交通之门户。故称'神阙'。"日本的中谷义雄教授（20 世纪 60 年代东京大学教授，发明经络探测仪）亦云："神阙：神是心灵、生命力，阙是君主居城之门，为生命力居住的地方"。通俗地说，神阙，就是人体中神的出入通道和所居住的显贵场所。

另外,《道藏》谓:"脐为后天之气舍"。所以本穴的别名又叫"气舍",意为神气的住所。因为别的经络有相同的穴位"气舍"名,所以本穴只称为"神阙",而不称为"气舍"。

此穴位居于人体腹部的正中,腹部属于阴性,而神的活动属于阳性,所以说是阳居阴位,根据此特点,神阙穴喜烫灸而不喜针刺。诚然,不喜动刀动枪的(现代医疗的腹腔镜治疗技术,就是从腹部打三个洞进行治疗,不同于常规手术,损伤最小。但是有一个洞,就是打在这个神阙上,后果孰是孰非,尚未有研究报道)按摩也是一个好方法,可以有助于消化能力,通气排便。

另外,我们通过现代知识已知:当人体尚为胚胎孕育在母体内时,是通过脐带获取营养,所以脐是禀受先天的最早形式。随着胎儿在母体内的发育,以脐为中心向全身输布气血的网络不断得到完善,最后形成完整的给养系统。

而神阙位于脐中央,所以神阙具有向四周及全身输布气血的功能。虽然胎儿出生后,从脐带供给营养的方式中断了,并且被一种新的供给方式取代,但是以神阙为中心的经络系统向全身提供气血的通道及网络并未完全消失,而是随着营养方式的改变,以脐部为中心输布气血的功能降到了一个次要的位置,而这固有的输布气血的关系却依然存在着。

秋分这天,根据古人的"脐蒸大法",应该是午时灸。午时是中午 11 点至下午 1 点的时间段,也是子午养生觉的那个午时。

即事·薄薄轻轻寒露雨

宋·俞 桂

薄薄轻轻寒露雨，微微飒飒早秋风。

小舟办了松江去，占取三高作钓翁。

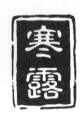

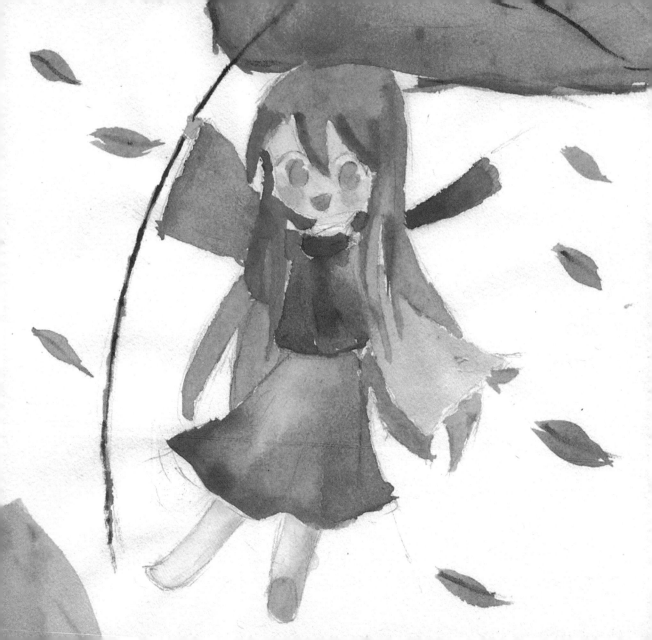

袅袅凉风动，凄凄寒露零。这时露气渐重而稠凝，眼看着即将结霜，已是"萧萧秋意重，依依寒色浓[1]"的残秋时节，却道天凉好个秋。

农历九月节，露气寒冷，将凝结也，是谓寒露节气。晨露已自仲秋时的"露凝而白"，转而至季秋时的"露气寒冷，将凝结为霜"了。寒露始来。其时气温又转低，地面的露水更冷，快要凝结成霜。所以，民俗有"寒露不露足"之说。代表今年"秋冻"正式结束了。不露足还有层意思是——固肾，即保养肾气，足底上唯一的穴位是属于肾经的！

重阳之后，秋风萧萧，天地间阴气逐渐加重，阳气日渐消退。万物随寒气增长而逐渐萧落，这是热与冷交替的季节。对应我们人体也是阳气收敛，阴精开始潜藏于内，故当下养生还是以"收"为原则。

肺，上通气至脑户，下通气至脾中，是以诸气属肺，故肺为呼吸之根源，为传送之宫殿也。同时，肺在五行中属金，与金秋之气相应，肺为娇脏，易受侵犯而耗伤阴精。人们此时常会出现皮肤干燥，口干咽燥，干咳少痰，甚至毛发脱落及大便秘结等。因此，保障好肺的上下宣通功能，在这个季节尤为重要。

养生方面，增强肺的功能，帮助"边养边收"。扫清道路，为冬季收藏做准备。

在饮食方面要适当吃一些滋阴下气，促进宣通肃降的食物。

"黄花栗里秋光满"（明·王恭《为潘序班伯时书渊明漉酒图》），此时宜适当多

---

1. 宋英杰《月令七十二候集解》。

食板栗。《黄帝内经》云，栗为肾之果，其肉色白又属肺，有金水相生之义。感叹造物主的造化——于此秋收养精之际，依然可以满足我们的口腹之欲。

板栗，果熟于阳历十月，又称"人参果"。在《备急千金要方》中，大医兼美食家孙思邈谓其味咸，性温，益气，入脾经、肾经，故而厚肠胃，补肾气，又令人耐饥。生食之，甚治腰脚不遂。

《食疗本草》中，孟诜更夸板栗里中外皆宝——"果肉于日中曝干，食即下气、补益；取壳煮汁饮之，止反胃、消渴；其上薄皮，研，和蜜涂面，展皱。"这段话观其义，就可以理解了吧。

"又另，取生栗，于热灰中煨之，令才汗出即啖之，甚破气。不得使通熟，熟即拥气，生即发气。故火煨杀其木气耳。"这一段拗口文字表达的主旨是什么呢？

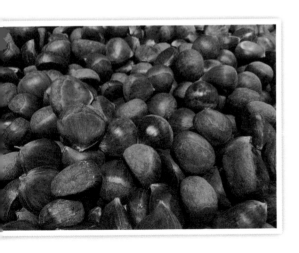

栗子生吃，能够通经络之气，条达升降全身；熟吃当然也行，但吃多了，反而会造成气滞。

早晚生食栗子 2 颗，对于肾亏引起的小便频繁有益。另外，还可以用 10 颗板栗和猪肾、薏苡仁、大米熬煮成粥，可治疗由肾虚引起的腰腿无力。

栗子含有核黄素，常吃栗子，针对日久难

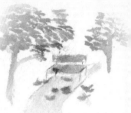

愈的小儿口舌生疮和成人口腔溃疡有明显疗效。

但是，容我再聒噪两句"万事万物皆有偏性"，脾是娇脏，故而，小朋友不宜过度食用板栗，生者难化，熟即滞气隔食；并且，风湿病者亦须禁用栗子，因为脾主运化，祛风湿。食熟栗伤脾，风湿病患者服用无异于雪上加霜。

总而言之，无论生吃、熟吃，皆须慢慢吃，充分与唾液拌匀，才是吃栗子的精髓啊！

啊哈，买糖炒栗子去也！

宜灸间使穴，在腕横纹上三寸。

间者，《说文解字》："隙也。从门，从月，谓月光可以从门而入也。"使者，《说文解字》："令也。"执行命令谓之使。《吕氏春秋·音律》："而农民无所使。"注："使，役也。"《管子·枢言篇》："天以时使，地以材使，人以德使，鬼神以祥使，禽兽以力使。"《淮南子·天文训》："四时者，天之吏也。日月者，天之使也。"古文书袋掉了一大堆，说的是间使穴就是一个使臣。心是君王，至高无上。所有的事情要通过心包这个使臣来管理执行，相当于现在的总理。间使穴就是心包经上的一个穴位，也具有使臣的功能，帮助君主恢复其发号施令的职责。所以，间使穴主要通过开心之精气，以助心阳，同时有助于神志的舒畅。

寒露时节，灸间使穴以宁心安神。

谢令狐绹相公赐衣九事

唐·贾 岛

长江飞鸟外，主簿跨驴归。

逐客寒前夜，元戎予厚衣。

雪来松更绿，霜降月弥辉。

即日调殷鼎，朝分是与非。

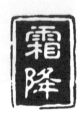

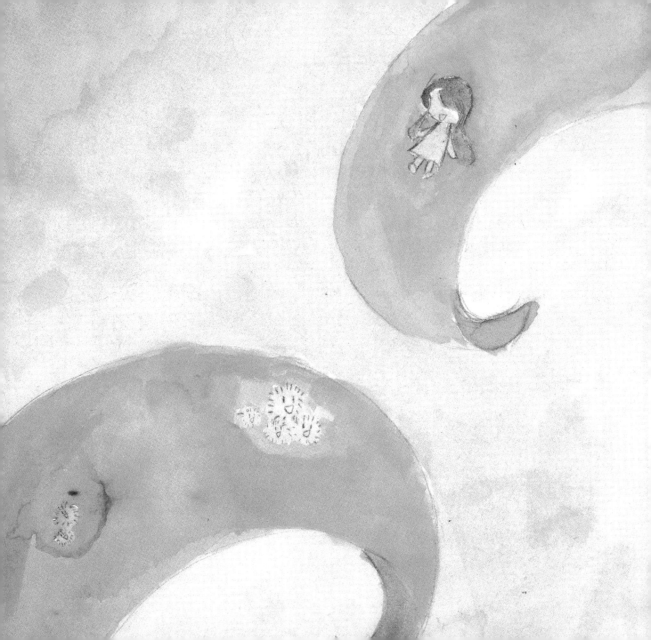

秋

晓霜浓，寒色已侵衣……

秋天最后一个节气霜降到了。

古人谓"霜降"，字面表示天气逐渐变冷，露水凝结成霜。"霜降"中的霜字通"丧"，结束的意思。可是，一个秋季的终点，又何尝不是新一个冬季的开始呢？马上，冬天就要悄悄来敲门，这就又萌生了新的一季。

《二十四节气解》中说："气肃而霜降，阴始凝也。"所谓"霜降杀百草"，严霜打过的植物，一点生机也没有。深秋之季，天气转凉、气候干燥，霜月萧萧霜飞寒，转眼已是残秋，万物皆因肃寒覆霜而丧。值此秋末冬初，天地间阳气渐向地下敛藏。阳敛于地中，则可固护阴精；阴精得阳，则生发有根，以应万物复始之用。对应人体亦如此，收敛了阳气，有助于肾精的固摄，也才能够为后续的冬藏作充分准备。

民间谚语有"一年补透补霜降"，还有"补冬不如补霜降"的说法。这是冬令进补的序章，说明从这个节点开始，人体需要更深透的补益。往往通过经络理疗甚或食补的方法，来达成养生效果。

这个节令"感于寒，则关节禁锢，腰脽痛，寒湿推于气交而为病"（《素问·六元正纪大论》）。这也是本阶段的疾病趋势。故防寒保暖是不变的主题，从衣、食方面更加要重视。

《黄帝内经》说："秋三月，此谓容平。"中医讲究天人合一，霜降之时万物俱肃，因此，机体也应该遵循"容平"的原则，以养肺为主。"肺与大肠相表里"，若要养肺，首先要清大肠。通利大便，即能起到养肺气、泻浊阴的效果。除了多喝水、多吃蔬菜水果与粗粮，还要定时按摩，顺通腹部经络，配合艾灸，以防治季节性呼吸道感染等疾病。

这个时候的气候依然相当干燥，需要增加肺的宣通肃降功能，补其母"脾"的运化，以应天地的节奏。故而，以祛风养血为核心，有风的穴位彻彻底底地扫散，养血的穴位隆隆重重地灸补。

另外，值此之季，通过针对经络的通畅气血循行，来为入冬的滋补做准备。对应"秋收"之义，还会"收"到您意想不到的减重效果。

在饮食方面，特别推荐霜降臻品特享——太白饮。

太白，金星。名二实一，一物二名。天文学上即金星，《诗经》上曰："东有启明，西有长庚"。另外，对应人体脾经上一个重要穴位。秋季属白，对应于脏腑为肺。

手工研磨制作"太白饮"，相应于自然节奏，在如今 PM2.5 指数常常大于正常值

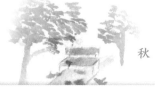

秋

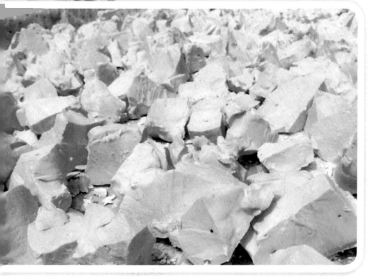

的环境下，洗涤污垢，宣通肺气，呼吸清新，虽外界混浊，我则独善吾肺！

太白饮以白芨和葛根为主，功效为宣肺透气，清虚除烦。药物皆是白色，以应秋季当令之色，又皆入肺、胃二经，合天地之变化。

宜灸大陵穴。在腕掌横纹的中点处。

大者，《说文解字》："天大，地大，人亦大，故大象人形。"陵者，《说文解字》："大阜也。"《玉篇》："冢也。"《齐语》："陵为之终。"《注》："以为葬也"。

陵、墓、冢、坟是人死了以后的葬身之处，由于人活着的时候，地位和财富多少的不同，死后所建的坟墓的大小形状也不同。"陵"是指帝王或诸侯的墓地，也叫作园陵。如陕西的秦始皇陵，北京明代皇家的十三陵，河北清代皇家园林东陵等。陵的山坡规模比较大，占地面积也比较多。"坟"是指高出地面的土堆，后指埋死人的地方。"冢"是高坟的意思。"墓"是现代人用得最多的坟墓，一般是平的，不高于地面，上面多有立碑。坟是在墓上还堆一个土包，以做标记。冢是比较高大的坟。大陵穴，有皇陵的意思，说明心包与心相关，"陵"是外在形式，或者说是藏身之处的外壳，皇帝住在其中，在外面堆起一座高高的山坡，显示出皇权的威望。《黄帝内经》曰："心气虚则悲，实则笑不休。"喜乐是心的神志，心气所化生。心者，君主之官，神明出焉。古人认为君主是不能生病的，心脏位于人体的最深层，一旦心病了，人就必死无疑。因此，所有跟神志有关的病症都由"心包"来担待。本穴的主要功效是安神使人眠。

也有一说，大陵穴是因为穴位的位置处于手掌根阜起处，形状像丘陵的样子，因此得名。另外，大陵也是星宿的名字，主死丧陵墓之事。或许古人夜观星象，以此星的功能来命名本穴。

霜降灸大陵，安神除秋躁。

入冬前谈睡眠

承接大陵穴的助眠作用，来说说古人是如何睡觉的。

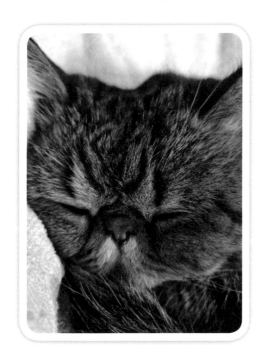

睡觉，乃"头枕枕头头等事"也。

在中国古代，如何睡觉以及如何睡个好觉有相当多的讲究。

古人认为：睡觉不仅是休息，还是一种养生；不仅是一种境界，更是一种学问。

首先，讲究亥时入眠益养生。

古人晚上几点上床睡觉？笼统来说是"日出而作，日落而息"，具体而言则是"人定"之时，即亥时，相当于现代 21 点至 23 点。

人定，又称"定昏""黄夜"，意思是夜已深了，人们应停止活动安歇睡觉了。

古人认为，上床时间最晚不宜过夜半子时，即 23 点至次日凌晨 1 点。

《五杂俎》称："夜读书不可过子时"。如果读书过子时，"盖人当是时，诸血归心，一不得睡，则血耗而生病矣。"用今天的话说，就是熬夜读书将严重透支健康。

接着还讲究：五更起床助健康。

就睡觉而言，古代不少名人都有一番经验之谈。

苏东坡就是一位很会睡觉的高人，《师友谈记》中苏东坡有一番高论，题为"东坡言寝寐得三昧"。

苏东坡睡觉有怪癖，哪怕床有一点不稳，他都睡不着，一定要安排稳当后才能睡安稳。

躺到床上，正式开始睡觉时"瞑目听息""不可少有蠕动"，他说这样做是"务在定心胜之"。

苏东坡从不睡懒觉，每天"五更初起"。但他起来后并不是立即投入工作和学习，而是梳头洗脸一番，穿戴整齐后，再找一张干净的榻闭眼躺一会儿，称作"假寐"。这样的"假寐"跟回笼觉不一样，颇有闭目养神的味道，苏东坡称之"数刻之味，其美无涯；通夕之味，殆非可比"（哎，就现代人而言，又是一大奢望）。一味模仿似已不贴实际，建议您呐，醒后先不忙起床，何妨侧卧假寐 5 分钟，静心定神养养气呢。

古人除了睡觉严格控制时段，同时更讲究睡姿和方位。

睡姿讲究——侧龙卧虎增气力。

古人说"侧龙卧虎仰瘫尸"，可见"仰卧"很不宜。

孔子在《论语·乡党》中"寝不尸，居不客"就是这个意思，他说，睡觉不要像死尸那样四仰八叉，居家更不能像做客那么受拘束。

所以，古人睡觉时最忌"挺尸"，提倡"睡不厌屈，觉不厌伸"。

为何古人认为侧卧好？

《千金要方·道林养性》里这样说："屈膝侧卧，益人气力，胜正偃卧"。

《道藏·混元经》也有类似的观点："仰面伸足睡，恐失精，故宜侧曲"。

再进一步说，身体侧向哪个方向也有讲究。古人认为侧卧以向右为佳，称之为"吉祥睡"。

既便从生理解剖位置来看，这种睡法心脏位置会向右，肝脏则位于右肋部，胃肠的开口全在右侧，这么睡，即可减轻心脏压力。

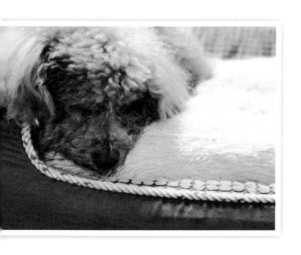

"吉祥睡"尤其适合老年人，《老老恒言》"安寝"条即称："如食后必欲卧，宜右侧宜舒脾气"。

方位讲究——头东脚西睡得香。

古代比较流行的观点是，睡觉朝向应因时而变。

《千金要方·道林养性》中说："凡人卧，春夏向东，秋冬向西"。

意思是说，春夏两季，睡觉时宜头朝东、脚朝西；秋冬两季刚好相反，宜头朝西、脚向东。具体调换方向的时间点，以"立春"和"立秋"为起始。

《保生要录》中这样说："凡卧，自立春后至立秋前，欲东其首；自立秋之后至立春前，欲西其首"。

当然，以上观点见仁见智，归根究底，还是古时人少地广住房宽敞，物质追求与生存压力又相对小，于是，人们就有条件认真研习睡觉中的养生之道。当代人也不必生搬硬套，只需根据自身条件来取舍，但想必至少睡眠时段，人们还是应该可以把控的吧。

这一个时段睡好了，就神清气爽。先前我们也一直有讲，夜半子时，胆经运行，后一个时辰，则是肝经运行，这是肝脏造血的时候，血足则正气足，只有人体深睡眠时，脏腑才能有效工作哦！

反过来，该睡时您杵着，血不归经，长久必影响睡眠，然后循环往复，身体慢慢也就耗损了。

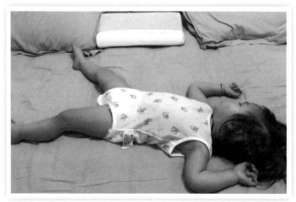

您看，古人不仅讲究睡觉的时段和方位，还特别注重午时小寐。这个小寐绝非单指躺倒了睡觉。

其实现代人想要做到这一点，

说难也不难！

午餐时间，尽量空个二十分钟出来让自己放松，又何尝如此困难呢？难是难在有心与坚持！

离开电脑，站一站活动肩背；微阖双目，眼观鼻，鼻观心，静坐片刻，让脑子空下来、心静下来，哪怕心静到打了个小盹又何妨；此时若听听冥想音乐，还能有效减轻工作半天的疲倦感。

这样的午休不仅能解除疲劳、促进餐后的胃肠活动、补充身体能量，还能帮助上午的短暂记忆转换成长久记忆，储存在大脑中。

尽管说时容易做时难，但是有句话怎么说来着——世界上怕就怕"认真"两个字。所以说，归根结底还是得您意识到，只要重视了，就一定可以持之以恒并收效显著哦！

俗话说，"一世人生半世枕"，只有睡不着的烦恼，没有熟睡中的懊恼。把觉睡好了，也等于是把半辈子都过好啦。可见，睡好觉得有多重要啊！

生命的品质出于探究，这就是睡觉的大学问！

另外，冬令时节，如果有人脸色始终红而不润，尤其是两颧色红，那么就要注意了。因为在冬天，阳气应"潜藏"在内，如果反而飘在"上面"，就好比一个公司，大部分资金拿去"投资"，没有备用"存款"，容易面临倒闭。这类人一定要早睡，不能熬夜，吃滋阴食物，少吃油炸麻辣烧烤，最好练习静坐深呼吸。否则到了一定年纪，中风、脑出血的概率就会大大增加。

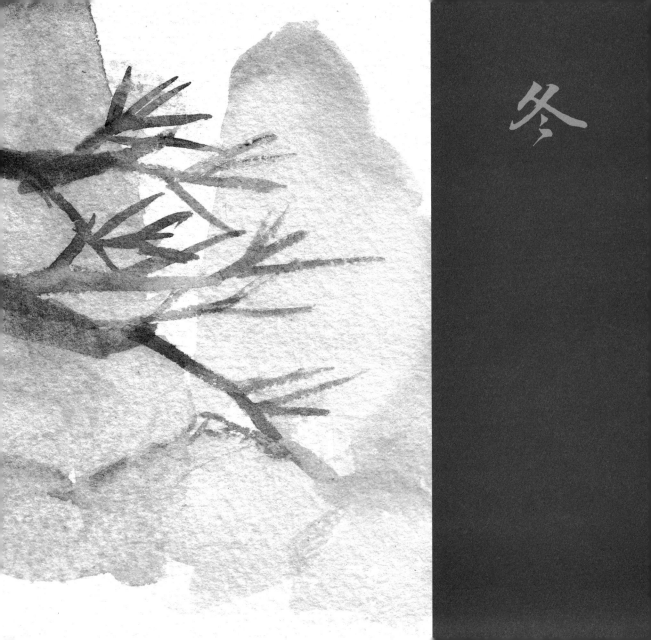

冬

立 冬

唐·李 白

冻笔新诗懒写，寒炉美酒时温。

醉看墨花月白，恍疑雪满前村。

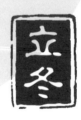

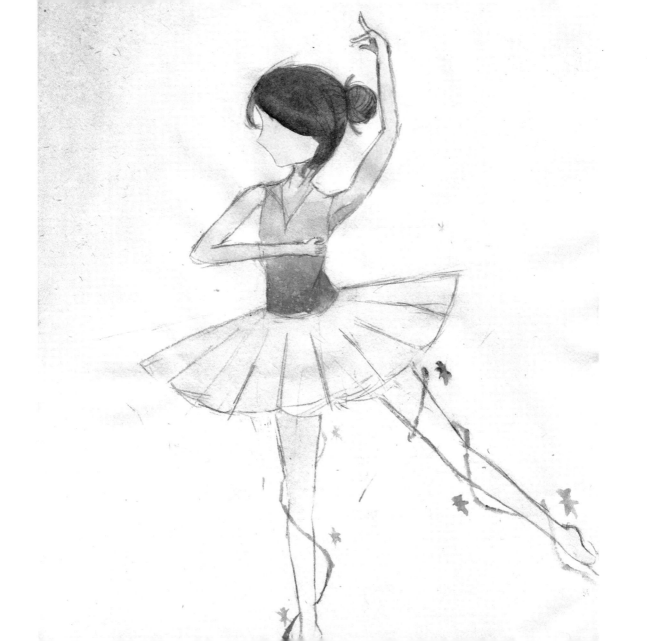

立冬。是冬季的第一个节气。"立冬"中的立，是建立、开始的意思。汉代的《孝经纬》曰："冬者：终也，万物收藏也"，所以，立冬不仅代表着冬天的来临，更有准备预防寒冷的意思。冬者，终也，万物于是终也。自然界万物开始终结、结束。阳主内而阴主外。立冬要"迎冬"，是为了要祭拜玄帝颛顼（音"专需"）。传说他是水德之帝，因其德专一而静正，相应冬的闭藏。虽说这一典故年代久远已无辨真伪，然"立冬节"的祭祀先祖却传承了下来，亦可证冬季闭藏的重要性。

庄子《大宗师》里说道："於讴闻之玄冥，玄冥闻之参寥。"玄冥的意思是深远空寂。玄冥之境——是古人追求的一种因去除贪欲、自满而达到自足的忘我境界。人们把冬神称为"玄冥"，也许就是想用冬季的寒冷空寂来提醒我们：（万物）来于自然，归于自然，一切执着皆是虚妄。

立冬开始，养生以闭藏为原则，使阴精潜藏于内，并保护阳气不致外泄。

饮食方面可以毫不犹豫选吃火锅或暖锅，这样既能补充人体的阴分（即人体内部的体液，如血液、淋巴液、组织液等），又能充实人体的阳气，达到"阴得阳生，而泉源不竭"。

尤其大雪节气将来之际，也是冬藏至深之始，民间此时亦有食补贴膘之说。

但您可知进补的食物大多滋腻，所以就要求我们必须有强大的脾胃来消食运化这些营养，若补不得法，增肥事小，搞个痰湿瘀堵可就太不值当了。

若您问我有没有百益无害的进补方法？我就告诉您——用火烤吧！

这个时段若用点火把自己烤一烤，还当真有事半功倍之功哦。

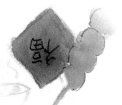

理疗中的火，就是指艾灸了。

尤其冬季会用到各种灸疗，补阳养阴，相得益彰。所以说，冬季就是艾灸的"旺季"，朋友们，小艾灸棒子点起来。

您肯定得问我为什么？

那得先讲讲经络。

《黄帝内经·灵枢·经脉》云："经脉者，所以能决生死，处百病，调虚实，不可不通"。还有说癌症萌芽在经络里。这可并非危言耸听哦。

记得先前我们曾讨论过经络好比是连接全身的交通线路，而脏腑、关节犹如各类站点，当然也有分主要干道和辅路，假如长久拥堵不通，势必会引起阻塞甚至重大交通事故。

这里的拥堵不通就是指气血瘀滞的现象。而长久阻塞势必将造成有形之物产生，比如脂肪瘤等，这就是体表的气血瘀滞造成的痰湿；若入里影响到脏腑，就会形成"病灶"，对脏腑造成毁灭性的破坏（比如肿瘤）。

怎么办？

俗话说"流水不腐，户枢不蠹"。生命活力在于动，其中经络就必须要先流动起来。

可是，冬季闭藏，就该猫着躲懒少活动，又如何让经络动呢？

这个时候啊，就要找被动运动，最直接的方式就是经络理疗，而更快速显效的养生方法非艾灸莫属了。

冬

岁暮天寒，傲雪凌霜。严冬季最伤人的是寒邪，而寒与湿是好兄弟，常常结伴同来。

《黄帝内经·素问·至真要大论》讲："诸寒收引，皆属于肾"。所以，我们冬季要补肾。这个补肾指的是补"肾气"，肾阴肾阳都要补！

您也知道，肾阳得用火来烤。而艾灸的烟火就是专门补这个肾阳，还兼顾祛寒湿。当寒湿祛尽，痰也没有了，路不堵，气血运行就顺畅；另外肾阳足了，生命原动力更强，也就是通常所说免疫力加强了。

这个时候的艾灸棒，好比马路清道夫，专门负责清除垃圾、拓宽马路。这样就使得经络通畅，相应气血运行就好，输布各脏腑、关节的能量就更充沛，如此良性循环，确保经络时时在"动"——推故布新，岂不正是快乐奔走于健康的康庄大道上。

故立冬时节以"闭藏"二字讲究，通过积蓄能量度过寒冬。所以立冬养生以"闭藏养阴"为原则。中国人从来都是善待口腹的民族，因而有"立冬补冬补嘴空"的民俗。而立冬这个节点更有吃饺子的习俗。这是因"饺子"来源于"交子之时"的说法。立冬，是秋冬季节之交，故"交"子之时的饺子必须吃。

冬季养生应以补火增水为原则。先天与后天之本相互兼容，才能更好地"收藏"人体精华，顺应天时。

立冬整个自然界需要休眠，为来年春天的勃发做准备。现代人忙忙碌碌，猫冬有点悬，故而补充能量就不失为一条捷径。于是，立冬就开始补冬。

小小黑芝麻闪电登场！

您别看咱小，种子蕴藏生命的力量，其潜在升发的大能量可不容忽视；黑色又对应冬季的颜色，与肾密切相关，补肾更养人！

连陶弘景都说：八谷之中，唯此为良，仙家作饭饵之，断谷长生。

芝麻，禀天秋凉之金气，味甘性平。入肺、肝、脾、心及大肠经。补五内，填脑髓，长肌肉，充胃津，明目息风，催生化毒。除了大便滑泻者没有口福以外，大多数人久服必轻身不老，聪耳明目，耐寒暑，延年。

《神农本草经》说，芝麻归小肠经、大肠经。故而也适合轻断食或辟谷复食时的营养补给。现代医学发现，芝麻中含有防止人体发胖的物质如蛋黄素（卵磷脂）、胆碱、肌糖，因此芝麻吃多都不会发胖呢。更因其总是作为润泽之剂，故能通血脉，血脉通则风气自行，肌肤自润矣。所以在节食减肥的同时，配合芝麻的食用，粗糙的皮肤亦可获得改善。

推荐您一个滋养美颜方——淮山芝麻糊

1. 取粳米 100 克，净水泡一小时后捞出滤干；

2. 淮山药 30 克切成小颗粒；

3. 取黑芝麻 200 克铁锅炒香；

4. 上物加鲜牛奶共 300 克和适量净水拌匀；

5. 磨成浆并滤出浆汁；

6. 清水适量，放入冰糖 150 克，煮溶后，将浆汁倒入锅内与冰糖搅匀，再加入玫瑰酱 6 克，边煮边搅拌成糊，熟后食用。

口味极佳，尤适冬令重补前的小清补，又免增肥之虑，快试试吧！

立冬，告诉大家一个很重要的灸穴——鱼际穴。鱼，《说文解字》："水虫也。象形。鱼尾与燕尾相似。"际者，《说文解字》："壁会也。"本义：两墙相合之缝。《易·泰》："无往不复，天地际也。"际有天地交会之意。

拇指掌肌肉的形状如鱼肚腹，古称此处为鱼。际，边缘。穴在肌群隆起部之边缘，杨上善曰："腕前大节之后，状若鱼形，故曰手鱼也。"所以因此而得名。

鱼际穴属于肺经，在肺经中为五腧穴之荥穴，其性从苦味，其用为坚，故能"固肾"。鱼际的鱼字是水中之虫，水为阴，虫为水中之火，所以"鱼"寓意为阴中之阳。"际"还有阴阳相互转换的意思，因此，鱼际是包含有阴阳相交，阴中有阳，阳又寓于阴之中等含义。肺藏气，太阴又主收，犹如水中之鱼，阳气在内，太阴在外，所以阳气收敛。重灸之，能起闭藏肺之精气、清肺热的作用。正好弥补当令阳明燥金主事之过溢。

除了可以灸鱼际（不拘时间段），还可以灸神阙，但最好是亥时（晚上9点至11点）灸。

冬季食得法

俗话说"病从口入"，即所谓人食五谷生百病。大多数疾病其实都算是我们自己吃出来的。所以，想要身体好，单就饮食而言，不光是该知晓吃什么、怎么吃；更应明白不该吃什么！

都知道冬令进补冬至忙，猫冬时的进补可以帮助身体更好地贮存能量，以便来年春天的生发。这个进补大多指食补，吃补药是补充能量的方式之一，可以用"锦上添花"来形容。

但是，脾胃运化差的人，再拼命进补吃好东西的话，则会生痰滞气，更严重者，反而会中毒。就好比花花草草的过度施肥，不枯死才怪！

相信古人讲"补"的更多含义是"补救"，好比亡羊补牢。我们作为社会人而言，食五谷、经百事，再健康的体魄，历经岁月与生活的锤炼，阴阳不可能始终平衡，而即便是天天快乐着，实质上身体与心理也已不堪重负，这个时候，谋求如何补救的方法实在尤为关键。而补的真正价值又体现在哪里呢？就体现在这个火候的拿捏上！

告诉您怎么做最安全。直接的方式还真是通过经络的直接补泻来达成！比如小孩儿，纯阳之体，但他们的脾是娇脏。不舒服了，一味给药或进补行吗？非伤脾生

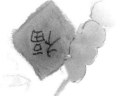

痰不可。

但是，只要捏捏脊、刮刮痧、揉揉腹，再灸补一下，立马就显效啦。这种补泻方法，其实只是完善身体的自我修复能力，使之主动做功。

所以说：攻邪不伤正，而又扶正不敛邪，才是养生之王道啊！

然而，咱老祖宗还有古训"民以食为天"。顺时养生中，如何食得法异乎重要。

中国人黄皮肤，属土，土又养育万物，统管四季，对应五脏为脾，属后天之本，所以任何时候养好脾胃都是必要的。另外，四季中，五脏各有旺盛期，如何吃好喝好才是一枚健康吃货的长寿之道。

教您一招——反其道而行之！

就是在您搞清五脏五味对应的季节时，反其道而食，尽量少吃同样属性的食物，这样才可能补益亏损、保持平衡啊。

举例说：冬季养肾是关键，五味中咸入肾经，那么此时饮食是否宜咸？不对，要食苦！苦味入心经，苦温食物能燥湿泻下，既适当补充了阳气，又让人体阴份因阳气蒸腾而濡养全身，这才是更好的养阴啊！

又比如，任谁都知道生梨滋阴润肺，又说秋燥，于是拼命吃，是否就食得法呢？只能说，这个理解太片面，吃多了必定得生病。为什么？如此养阴，却不知阴寒之气会形成寒湿体质，再被冬寒一击，您说会是啥结果？

还有比如说，为什么我们冬天吃牛羊肉暖锅就感觉那么舒服呢？冬季养生以养阴为主，可是这牛羊肉火锅却是补益阳气啊！我们这么吃对不对呢？告诉您，就听身体的吧！为什么我们吃着就那么舒服呢？还是那个理——阴份只有在阳气的蒸腾下，才可能化气而濡养全身，这可是正儿八经的"阴得阳生"哦，况且，喝热汤的同时就是在补益阴气。瞧，这可不就是"阳中求阴"嘛！

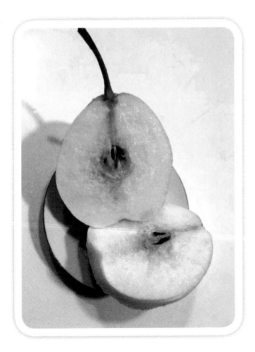

那顿顿食行不？当然是不行！这天天吃牛肉暖锅，增肥事小，过度补阳则伤阴，结果就不是养生啦！所以呐，凡事适度，您也就食它几顿即可。

所以说——必须内外共荣，方能天人合一。

生活处处有中医，凡事有度、凡事平衡，使万物相互效力、相互得益，这才是深谙"中庸"文化精髓的中医之路啊。

众所周知，一年四季，对应五脏各有

其旺盛的季节。这个季节对应哪个脏腑，就须谨记宜适当少吃同样属性的食物。为什么？因为五味入五脏，这个"入"，是趋向的意思，表明这个味对相应脏腑有加强作用。

这里再问个为什么？因为当令的脏腑最旺，所对应的五味就对其更有加强作用，所以，从饮食上宜相应抑制其特性，从而保持阴阳的平衡。

五脏阴阳中，脾、肾是最需要调养的脏腑，其中肾当令的季节就是冬季，咸入肾经，此时，饮食养生中就须刻意地适当减咸增苦，从而起到相生相克、互为制衡而不逾矩的平衡状态！

瞧！养生之道在于适度和全面。只有根据四季五行，调和五味，才能真正激发出生命的活力。

且让一粥一饭中的阴阳五行之道，表现出老祖宗养生的高境界吧！

冬月话苦咸

立冬已过，万物避寒收藏，是"闭藏养阴"的开始。也是冬令食补好时节。

此时是否意味着可以肆无忌惮地喂饱五脏庙呢？不说您也知道答案，肯定是不能！

照理说正因食补季，才尤须谨慎饮食莫费好节令哦！

都说五味入五脏，对应冬季肾水为主，咸味当令。

中医说五味中的"咸味"是指"咸"和"鲜"，这么想想都有食欲呢，但最应谨慎食用的恰恰就是"咸味"了。

先讲讲"咸味"的好处：咸属水，入肾经，为肾和膀胱之正味，亦是至阴之味。可以滋养人体的水液，还能软化和消散体内的结节肿块，一般消除肿瘤，中医会用咸味的药物来软化硬块。

同时，咸味能泻下通便，用现代话讲，就是"排毒"。如小孩食不洁后，用15克盐温水即能清洗肠胃或催吐排毒。

再深究一下，您可知这个咸，所包含的鲜味虽补肾阴，而过量的咸味却能耗肾精哦。

鲜，可以养血养阴，阴虚火旺体质，比如常感口渴、五心烦热者，适当多食鲜类食材如海味、肉类、豆类等，即能纠补阴液而不致产生虚火。

人体藏精于肾，必须依靠盐也就是咸重食材来调动出来，转化为生命的动力，而生命运动，皆赖精气维持，从而可知，为何古时中医服药时讲究：凡入肾之药，皆淡盐水送服，或者是用盐炒，比如杜仲，此谓"引药归经"。

但是咸是至阴之味，越是咸味的食物，阴性越强，食之过度，必然会破坏阴阳平衡。若调动肾精过多，等于寅吃卯粮，日渐透支人的元气，脏腑就会早衰。现代疾病如高血压、糖尿病以及心血管疾患，皆有过食咸味的缘故。

另外，味精——属阴中至阴，为咸中极品。现代人普遍阳虚，难道您还不该远离它吗！

所以，冬季的饮食原则，宜减咸增苦，以养心气。

为什么？

水克火，会伤心气，心会受病，所以要养心，增加苦味，同时苦能坚肾。

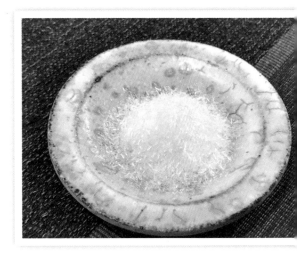

苦味属火，能泻、能燥、能坚。苦温尤主坚，燥湿利水，有强壮肾脏的作用还不会灼伤肾阴。

《黄帝内经》曰："肾欲坚，急食苦以坚之"，就提示了苦味的坚阴固肾功能。尤其肾精失固，阴虚火旺者，益选苦药坚之。

从卦象来看，肾为坎卦，中间实，明在内，以刚健行于外。用苦药坚补，功在降阴火以救肾水，此谓"固肾"。

五行中，苦味属火，而五脏中脾胃又属土，火能生土，因而可以说，苦味能够健脾。

另外，不知您有否留意到，凡用火烧烤过的食物就带有苦味，比如烤馒头片、炒米茶、焦麦芽等，经烧烤后，其性偏温，并有燥湿作用，而脾恰喜温厌湿，两者一拍即合，所以说，苦温的食物就有健脾助消化的功用。脾胃的母亲就是心脏嘛。

所以说，适当吃些苦，才会幸福哦！

但是，胃是喜润恶燥之器，食多苦味势必败胃。您看，中医时时讲平衡，而生活处处有中医，其中尺度还真得权衡把握，切莫矫枉过正。

夜泊荆溪

唐·陈 羽

小雪已晴芦叶暗，长波乍急鹤声嘶。

孤舟一夜宿流水，眼看山头月落溪。

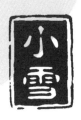

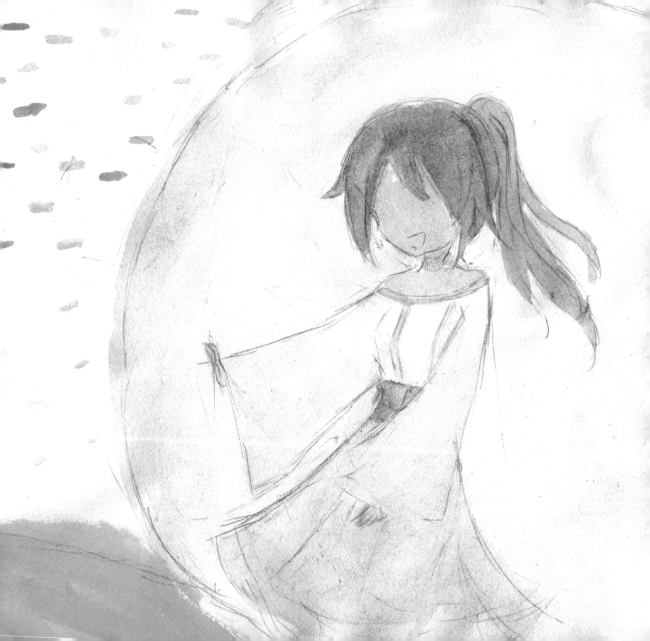

冬季第二个节气——小雪。《月令七十二候集解》曰："十月中，雨下而为寒气所薄，故凝而为雪"。小者未盛之辞。顾名思义，"小"，表示寒气还没有太重，降雪量不大。这就是说，此阶段始，降水形式也由雨逐变为雪了。阳气潜藏，植根于内，在阴盛于外时，安静长养，悄然蕴生，故曰十月为"阳月"，意即开始之始。（好有趣，在冬至一阳初生之前，阳意已开始要孕育了……）自然界的阳气潜藏在地下，逐渐在地中悄悄地萌动了，所以冬季闭藏尤显重要。

对应人体而言，阳气内敛，藏于内，至腹部至肾中。为冬至作准备，此时应不要干扰阳气。小雪的江南，刚开始降温，湿冷伴随而至，天地之间，也是阴盛于外，阳敛于内，为顺应自然，当下的养生重点就该是敛阳和藏阳。小雪节气天气多阴冷晦暗，防寒保暖是必需的，但也不可过度加衣服，以致内热丛生。

此时，值得注意的是，会出现关节疼痛加重的现象，如颈椎病的好发。一来是临近年尾，低头工作量加大；二来，自然界阳气内敛，对人体督脉阳气影响，不能上升荣养骨窍而致病。所以，要注意休息，有机会就进行自我锻炼或理疗，保障身体经络通畅，经气充沛。

中医常说，要按照《黄帝内经》之"四气调神大论"原则来安排作息时间，正如《灵枢·本神篇》说："智者之养生也，必顺四时而适寒暑，和喜怒而安居处，节阴阳而调刚柔"。简而言之，就是养生与四季相同步。

其中讲到冬天一定要早卧晚起，而且最好是等到大太阳出来才起床，正对应秋冬养阴。此谓"从阴阳则生，逆之则死。从之则治，逆之则乱"。（《素问·四气调神大论》）

冬

这就是《黄帝内经》中关于秋冬起居的一个很重要的概念：必待日光！什么意思呢？

就是冬天要赖床，也可以定义为现代人的"猫冬"。

大家又会问：必待日光分明是养阳啊？对！须知"善补阴者，必于阳中求阴，则阴得阳生而泉源不竭"。大自然中又何曾有孤阴独阳啊！

科技、社会飞速前行，花花世界瞬息万变，随着涉世渐深，我们犹如穿上了红舞鞋，再也不可能回到古人完全顺应自然的生活状态，只能说在不脱离实际的前提下尽量靠近"居有时"，也就是健康的生活方式。而冬天的"居有时"简化为一个词，就是——"偷懒"，如果过于"勤奋"，夜以继日工作学习或者玩，那就是在找病了。

冬天的主气为寒，寒为阴邪，易伤阳气，当数中风寒而入骨后，就极易落下"宿疾"，于是又该等着伏天时"冬病夏治"去了。严格意义上讲，这里的"偷懒"应指养阴。

食养方面，最好的助力是枸杞丸或者枸杞膏。

枸杞子，大家都熟悉，中年男女保暖杯中的标配。但其一年四季采摘部位不同，均有不同名称：春采枸杞叶，名天精草；夏采花，名长生草；秋采子，名枸杞子；冬采根，名地骨皮；所以，枸杞是秋收的果实，味苦甘，性微寒，入肝、肾二经。

其中味苦可以坚肾，性寒可以清肝，久服必坚筋骨。

我们的读者小伙伴肯定知道肝主筋、肾主骨对吧？上面久服坚筋骨的意思呢，就是说——枸杞子具补肝养血，益精助阳之功，故能速度补益精气呢！故而远及南北朝时的陶弘景就屡诫远行的君子们：去家千里，勿食枸杞！因其有壮阳的功效。

不发散啦！来说说小雪节气后为什么特别宜食枸杞呢？

因其枸杞子的滋阴之功更甚于助阳，润而滋补，兼能退热，而专于补肾、润肺、生津、益气，为肝肾真阴不足、劳乏内热补益之要药。人们大多知道其能生精益气，除阴虚内热明目。是因为热退则阴生，阴生则精血自长的缘故。古人更甚而用枸杞煎汤洗浴，有令人不病之说。现代科学研究发现，枸杞中还有一种有别于其他的独特维生素，可以称之"X维生素"，即"驻颜维生素"。

枸杞子禀冬于寒之水气而性偏寒，不仅可以清肝，除五脏之内的邪热之气；更因入足少阴肾经而益心益肾，心肾相交了，则水火宁而筋骨健，百病不生。

"湛湛露斯，在彼枸杞，显允君子，莫不令德"。（《小雅·湛露》）

如此甚好之物，大家何妨踊跃食之。

且慢！

大家仍须谨记，万物皆有偏性哦。

枸杞子的偏性寒苦，虽滋润肾肝，多食则难免会寒泻脾胃，故脾胃湿重的人群如欲服用，还宜问询中医师，进行相应调配入食，甚或佐以辛辣如生姜诸物，以纠除其偏。切记身心健康第一位！

这里给大家介绍另一样好东西来纠偏吧。

那就是山楂啊！

山楂性温味酸甘。可以醒脾气、消肉食、除疳积、止泻痢……入脾、胃、肝经。

佐以姜炭，更有暖胃、温经、止血等功效，再配伍其他茯苓、山药、莲肉等食物，也可以纠偏枸杞滑肠之患。来来来，快来尝尝配伍好的枸杞丸、枸杞膏！

您说，这阶段除了这，还有什么更好的？

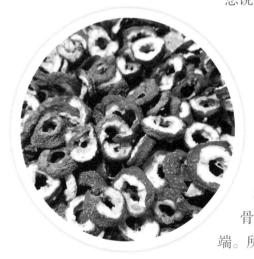

宜灸支沟穴。位置在手腕上方。

支，支持，支撑的意思。支通字"肢"，指的是上肢之义。沟，狭长的低洼处。穴位的位置处于上肢的桡骨和尺骨两骨间的沟中。穴位的正确取法是，把肘关节弯曲支撑起来，前臂屈曲，手掌掌心向内，对着脸部，保持这个姿势，可以看见前臂的尺骨和桡骨之间的沟凹显现，穴位靠近沟的末端。所以穴位名，由此而来。

　　支沟穴还有一个别名："飞虎"。是以取穴手法而得名的。仔细看看，这可是长知识的时候。人张手测量物体，由大拇指尖至中指尖，这段距离名为"一虎口"。以虎口中指向前跪屈，食指尖迈进一步。中指尖至食指尖的距离，叫作"一飞"。取支沟穴，由手背中指尖开始向上量起，一虎口加一飞，正好是腕关节上三寸许，也就是穴位"阳池"穴向上一飞的位置，根据此特点，又叫"飞虎"穴，即一虎口加一飞也。

　　另外，沟者，《说文解字》："水渎，广四尺，深四尺。"顾名思义，是指小的水沟，沟的结构是宽深各四尺（约1.33米），"四"这个数字属于金，金的性质是向下走的，对应人体的器官是肺和大肠，所以这个穴位也是治疗便秘的要穴。

　　小雪灸支沟，保健通便过冬日。

夜　雪

唐·白居易

已讶衾枕冷，复见窗户明。

夜深知雪重，时闻折竹声。

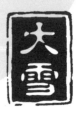

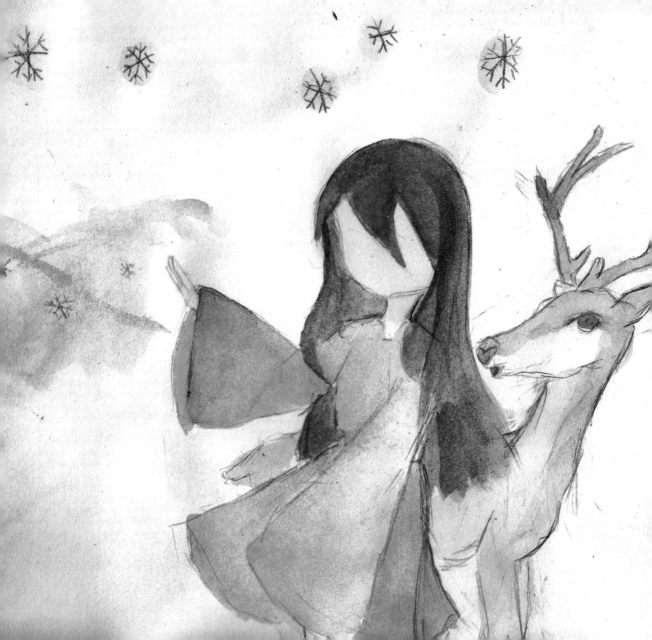

冬

此时中原大地已被酷寒笼罩，正如李白笔下所描绘的"燕山雪花大如席，片片吹落轩辕台"，部分地区应该已经是白色世界了。然而，江南地区不见雪影拂窗，也没有遍地纯洁的清冷。虽无雪，确已然进入大雪节气了。

大雪节气在仲冬，是自然界阴气开始鼎盛的时期。然所谓阴盛阳衰、阳盛阴衰皆相对而言，当一方达至最盛时，对立方亦开始孕育萌动。故而在大雪这个时候，弱阳已孕。所以说，我们要正确理解秋冬养阴的概念是什么，而不能矫枉过正。

秋冬养阴，大雪时节养什么阴呢？养的是阳气敛藏的这个状态。

此时人体的精气会随着气候寒冷而越加潜藏。故而，此阶段养生应该以"静"为主。正如动物冬眠一样，也是为来年发陈储备能量。紧接十一月节，为辜月，"辜"通"固"，安静方能巩固，所以偷懒在这里反倒是种积极状态；固也代表储备生发的力量，指阳气深藏于下，使万物积累充实并开始萌生，是新生的状态。

另外，中医认为寒为阴邪，易伤阳气，更易使经络阻滞不畅，致使气血津液的输布无法正常滋养人体四肢百骸，同时，冬季主水，水太过亦直接影响心脏（火）功能，故此时也是心血管疾患的频发期。所以，起居上首要注意保暖御寒，冰冻美人不可取。也可常食热粥以暖周身，头戴帽子或围巾以护头部阳气。

在保暖护阳的同时也不可妄动阳气，大汗淋漓、嗜食辛辣、熬夜上网、殚精竭虑等，都会让阳气上浮，耗伐根本。

大雪是"进补"的好时节，所谓"冬天进补，开春打虎"指的就是这阶段，莫错失喽。大雪开始，重补开始。民间也将"补"当作养，饮食起居皆围绕此一

"补"字——食必进补、起居也强调安逸。此外，还有诸多药补、酒补等。但切忌用之太过反而会影响到健康。须秉持"养宜适度"的原则。此处又再突显中医"持中"的核心理论。

大雪节气，建议灸照海穴。

照，明也。《书·太誓》："若日月之照临。"《礼记·经解》："明照四海而不遗微小。"海，意为广大之四海，此指全身。照海是溪泉归处，谓"百谷之王"；照，为光照之意，指火，而古语又指水中有火，阴阳交错，相与为功。肾为水脏，中寓真阳，水中有火，即所谓雷龙之火。照海意为深水之中，雷龙之火，明照四海，遍及周身，不遗漏任何一个微小的部分。所以本穴为阴经之阳穴，病症较重并且病程长久的，多宜选本穴。

照海穴，属于足少阴肾经，为八脉交会要穴之一，通阴跷脉，阴跷脉循人体内侧上行，与循人体外侧上行

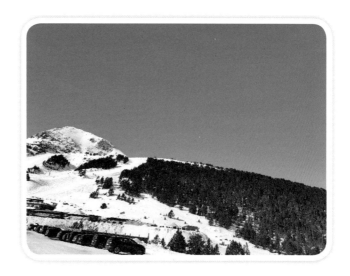

的阳跷脉会合于睛明。本穴通过阴、阳跷的互通，与十二经脉脉气相连而运营全身。十二经脉犹如河流，奇经八脉犹如蓄积的湖泊。十二经脉与奇经八脉互为照应，也称为照海。

常常揉按此穴既可以调理阴跷脉又可以调理肾经，可谓一举两得的妙法。但为什么须强调大雪节气后宜重灸呢?

孙思邈在《千金要方》里称此穴为"漏阴"，就是说这个穴位出了问题，人的肾水减少了，会造成肾阴亏虚，引起虚火上升，所以常常揉按就会促进肾水增加；而前篇也讲冬季属肾，光有肾水不能温化的话，会呈饮邪之态而侵犯心脏。肾阴肾阳要平衡，一个都不能少，所以就需要艾灸，使之温化蒸腾，方能滋养全身啊! 从照海穴的字面上看，照，光照，日照在上，属于火；海在下，属水。火与水，在脏腑中，就是心与肾的关系。水火既济，则心肾相交；水火未济，则心肾不交。照海之意，在于温煦肾阳，交通心肾。重灸照海还能助眠。

另外，经过实践，照海配列缺艾灸，针对一切咽喉肿痛和咳嗽有显效。

大雪灸照海，阴中又求阳。

仲冬食阿胶

冬至节在即，进补的小伙伴可真不少。

活长活好可谓人生重大目标，故而养生必然始终伴随人类的历史。

食用阿胶史即可追溯两千年，记载于《神农本草经》，并被列为上品。

最初阿胶是用牛皮熬制，直至唐代，人们发现用驴皮熬制的阿胶，药物功效更佳，由此改用驴皮制胶。

而其中最为著名的，当属东阿阿胶。

"小黑驴，白肚皮，粉鼻子粉眼粉蹄子，狮耳山上来啃草，狼溪河里去喝水，永济桥上遛三遭，魏家场里打个滚，至冬宰杀取其皮，制胶还得阴阳水。"这首民谣，唱的就是古人制阿胶的事。在阿胶发源地的东阿镇，可谓无人不晓。

隆冬食补季，阿胶随处可见，价格上下几乎相差百倍。于此，您可千万得把持住，入口的东西还是不要过于贪图便宜，须谨防"毒从

冬

口入”!

　　想来，东阿阿胶之所以贵重，其中一个原因是：只能用黑驴皮制成。五行中，黑属水，专入肾，能克火生风；同时阿胶制法讲究，其功专在于水。东阿井在山东兖州府东阿县，乃济水之伏者所注，其水清而重，其色正绿，其性趋下而纯阴，与众水大别。用之煎煮，搅浊澄清，所以能清上炎之火及上逆之痰也。（明·缪希雍《神农本草经疏》）

　　阿胶气味俱阴，既入肝经养血，复入肾经滋水，水补而内热自制，故风自尔不起。唐代陈藏器《本草拾遗》云："诸胶皆主风，止泄补虚，而驴皮主风为最。又胶润而不燥，胶性既能润肺，复能趋于降浊，使痰不致上逆耳"。

　　除了上两段描述的阿胶特质，《本草经解》中也作了注释：阿胶气平，禀天秋收之金气，入手太阴肺经；味甘无毒，得地中正之土味，入足太阴脾经。气味降多于升，色黑质润，阴也。

　　大家一定会问：既然平日里有驴皮有水，干吗非挤在冬季熬胶？算不算饥饿销售啊？

　　这里，叶天士特别强调，也是回答上述

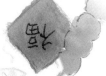

与您分享阿胶固元膏制法

　　取材——阿胶、黄酒、冰糖、红枣片、黑芝麻、核桃肉、桂圆肉各 100 克；

　　粉碎——红枣片、黑芝麻、核桃肉、桂圆肉为末；

　　轧碎——阿胶、冰糖用纱布包裹后用小锤轧碎后，去除纱布，浸入装黄酒的容器中浸泡 3 日；

　　拌炒——将红枣、芝麻、核桃、桂圆末等，于铁锅内文火炒熟，并拌入浸泡好的阿胶黄酒中；

　　蒸炖——上物放入蒸锅，兑热水 50 毫升，蒸 1 小时左右即可（中间须搅拌）。

所问。因阿胶色黑质润的特点，属阴入肾经，恰是冬之所主。

　　当下正是秋冬养阴最好的时候，所以说隆冬季的阿胶才是最为适宜的滋补品啊。

　　而且，阿胶的主要功用是滋阴补血和养血，还是补肺要药。

冬

看到这，脑中倏地窜出来"肺朝百脉"四个大字，感觉很贴切呢，有没有？

李时珍对此有极好的总结：阿胶的主要功用在于滋阴补血和养血。同时也是补肺要药，因为肺为血之上源，人体全身血液都通过百脉流经于肺，再经过肺的呼吸运动，进行体内外清浊之气的交换，通过肺的作用，将富有清气（含氧量高）的血液通过百脉输送到全身。所以，补肺可以从根本上解决血的源泉不足问题，更起到良好的补益气血效果。至此，终于理解何谓"肺朝百脉"了。

可见，补肺能从根本上解决血的源泉不足，起到更好的滋润气血效果。

现在绝大多数人们都知道秋冬养阴的养生经，由此可见，阿胶确是冬令食补中不可或缺的佳品！

冬至吟

宋·邵雍

冬至子之半，天心无改移。

一阳初动处，万物未生时。

玄酒味方淡，大音声正希。

此方如不信，更请问庖牺。

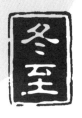

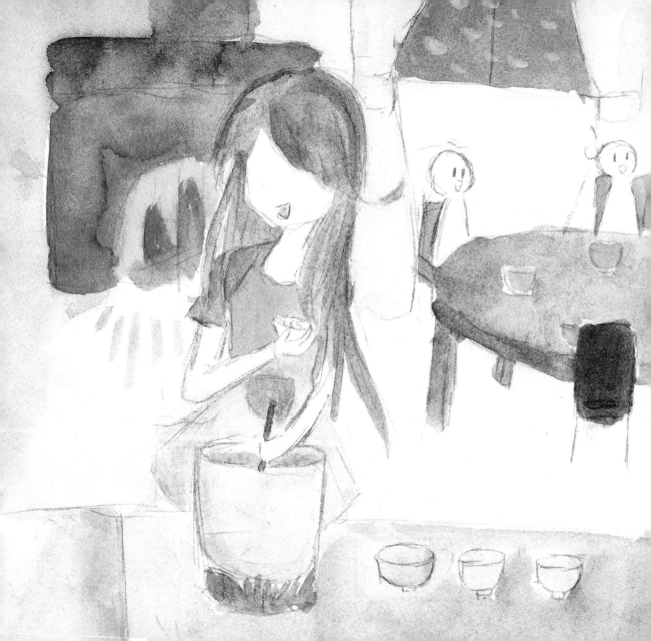

冬至（Winter Solstice），阴极之至，阳气始生，日南至，日短之至，日影长之至，故曰"冬至"。又叫长至节，是全年二十四节气中最早被测定而制订出来的节气。

此时弱阳开始升发，属于阴极和阳生的关键时刻。这时的阳气就好比襁褓中的婴儿，很是稚嫩、娇弱，虽然充满旺盛的生命力，但是需要被悉心地呵护才能帮助它健康地萌发并茁壮生长，这是一个缓慢的生长过程。而随之三九天中，是大自然积热最少，气温最低的时候，对应阳气的消耗也大，就尤其需要保护初生的"一线弱阳"。

冬至日为一年阴气最盛的时候，故白昼最短、黑夜最长，但物极必反，也是阳气开始萌生的时刻。又名"一阳生"。古人讲交节病作。此时伏邪外出，人很容易不舒服。如果身体的元气亏虚，无力把仅存的一息真阳升发上去的话，阴寒更会凝滞，而致真阳不升，生命的能量连接不利，故而最后一口气也就结束了，这是俗话说"冬至老天爷收人"的中医解释。

冬至时，年关将近，余日无多，预表下一个循环开始，是大吉之日，也是过大年的预演。在古时冬至是极其重大的节日，大自然会有很多恩赐，是新的开端。对应于人也是体内真阳初动，内腹中一团热气，入胃易消化，所以在江南地区也是进食膏方或补膏的时节。

冬至养生，以闭关静摄为主。给自己一个心静的时段，来迎接自然界的初阳。这个时间段，艾灸是最适合的。《本草纲目》记载："艾以叶入药，纯阳之性、通十二经，具回阳、理气血、逐湿寒、止血安胎等。"灸用艾叶，一般以越陈越好，

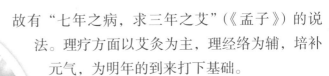

故有"七年之病，求三年之艾"(《孟子》)的说法。理疗方面以艾灸为主，理经络为辅，培补元气，为明年的到来打下基础。

在冬至期间，为确保一线弱阳升发好，培补阳气尤为重要。理疗中最常用的补阳手段是督脉，任脉重灸。

更要推介一味很好喝的茶汤——桂姜麦冬茶。

其中的桂圆，在王孟英《随息居饮食谱》中描写到："性味温甘，补心气，安志定神，益脾阴，滋营充液，属果中神品。"但不易消化吸收，比如外感未清、内有郁火、气滞、腹胀等症状均禁忌服用。而且通常建议煎汁饮。

可见，桂圆虽然有滋阴养血功效，能帮助机体更好敛藏，对应冬季养生所需。但您知道，冬季时，吃好睡好最重要，此谓"猫冬"，如此养人的后果除了贴膘，就是脾胃不胜负荷了。于是，痰湿虚火逐起，吹一阵寒风，外感就又跟着光顾。这个时候，桂圆再通神明，您敢胡吃吗？所以需要靠姜纠偏呗！

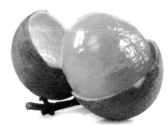

生姜益阳，而阳能去阴，神者阳之灵也，明者阳之光也。辛温为阳，久服阳胜，所以通神明也。并且姜祛秽恶，散风寒郁结，畅脾胃，疗痰嗽。瞧，恰纠正桂圆之短板。

如此一阴一阳，更对应冬要去春将来的征候景象，既滋阴又益阳，除了帮助您年终最后阶段将能量贮藏更好，也为新年初春的升发，先做身体的预备，当真是相互辅佐，相得益彰！

来来来，先教您麦冬桂姜茶的做法吧

桂圆5枚（去核）；

生姜3片（祛皮）；

麦冬20粒；

注入清水800毫升共煮（沸后小火10分钟）；

加入红糖10克，待沸后关火焖5分钟就可以喝了（其中红糖有活血功效，也可以不加）。

然而，这偏纠后依然有点偏哦。补阳过头则肺易燥，影响体液循环；同时还会劫胃阴，引起泛酸不适。于是轻则口干舌燥，重则干咳便秘。看来，还得加味其他的来纠偏，在这里就很负责任地推介用麦门冬（又称麦冬）。不仅润燥滋肺，补养胃阴，最显著的功效是通便。

"苟日新，日日新，又日新"（《大学》），自强不息的原动力也正是依赖此时初升的阳气了。

冬至晚，屏息静心摄神，不妨打打坐，以应天地变化的消息吧。

冬至宜灸神阙或悬钟。

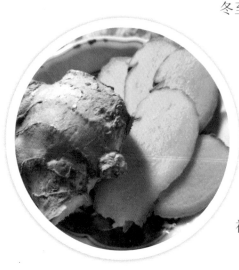

今天是重要的日子，穴位可以用脐蒸法艾灸神阙（肚脐眼），最好的时辰是在早上3点至5点的时候，也就是寅时。好早哇，这个时候正是沉浸在梦乡之中。简直是老年人的生物钟。其实不然，古人认为，人生于天地之间，按照地支的排列顺序，子为天，丑为地，寅就是对应人了。冬至一阳生，新的事物萌动始发，所以这时候艾灸神阙，是顺应自然的节奏。

另外，还有一穴位，可以不拘时辰在白天艾

灸，叫作悬钟穴，也称为绝骨穴。悬，悬挂，悬系。通"县"，《说文》："县，系也。"钟锤名县，见《礼记·经解》。钟是乐器，与鼓并称。《诗·小雅·钟鼓》："钟鼓将将。"人老了耳朵不聪，眼睛不明，有个成语叫作"钟漏并歇"，就是说耳朵不能听钟声，眼睛不能看漏刻（古代的计时工具）。此穴属于胆经（经络的循行路线入耳中，出耳前），对耳鸣有效果。所以钟必然有县（系）和悬，才能响起钟鸣。

在人体的钟也叫作"黄钟"。《白虎通·五行》："钟者，动也。"注："阳气动于黄泉之下，动养万物也。"本穴位于下肢，能兼治耳鸣等病症。犹如《易·乾》所谓的乾德之隐，一旦时机成熟，可以令事物从量变到质变的飞跃，发挥重要的汇聚作用。本穴也叫"绝骨"。因为穴位在胫腓二骨合并不着之处，中间隔绝，故名"绝骨"。这名字的意思比"悬钟"较为明显，所以现在称呼"绝骨"的多，而唤"悬钟"的少。

绝骨穴也是人体的重要八脉交会穴之一，髓会。《释骨》："骨之绝处，髓则随骨而滋，有下润之势，所以会于此也。"骨绝的地方有髓，可看作绝骨处是髓与骨外相交通的重要会聚之处。《灵枢·经脉》指出，胆经"是主骨所生病"，这种理论说明了骨髓的气化所聚在少阳经络。髓藏于骨腔之中，以充养骨骼，也能充于脑，脑又称为"髓海"。髓海和髓会实为异曲同工之妙，所以绝骨穴有填精益髓，补肾健脑，舒筋活络之功。冬至日灸绝骨穴，准没错！

冬至艾灸，人能常清静，天地悉皆归。

山 居 书 事

唐 · 太上隐者

偶来松树下，高枕石头眠。

山中无历日，寒尽不知年。

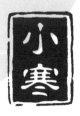

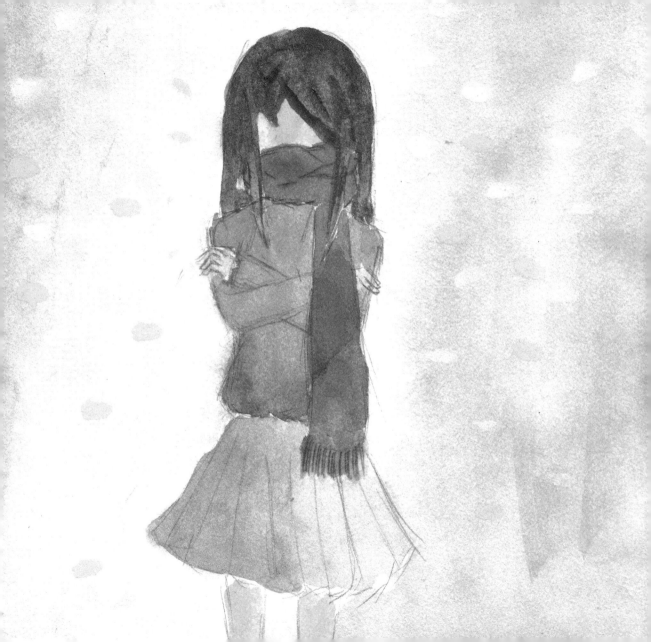

冬

小寒——月初寒尚小，故云。月半则大矣。

小寒，二九的第七天。倒数第二个节气，也是冬季的尾声了。小寒后三天，进入三九，是全年最冷的时候，此时应是"出门冰上走"了。

民间也有说法是：假若小寒不寒，那么立春后一定就要倒春寒了。

小寒时节，尤其是刚入节气时，此时为年中最寒，自然界阳气沉潜，万物伏藏。而中医认为寒为阴邪，最寒冷的节气也是阴邪最盛的时期。这个寒属于阴，主收藏凝滞，故而阳气沉潜。然冬至带动的阳气萌生、上升，又在预表阴气势渐弱而旧岁近暮了。正可谓寒字下面两点冰，是要天寒地冻的意思。人体也是如此，应该添衣保暖，远离寒凉，加强御寒能力，以免形寒饮冷而伤肺。肺主皮毛，肺伤则易感冒、咳嗽、皮肤干燥等。单从饮食养生的角度来讲，首要是特别注意在日常饮食中多食温热以护阳御寒。在食物方面宜减甘增苦，补心助肺，调理肾脏。因此小寒的养生原则是以防寒补肾扶阳为主。俗语"三九补一冬，来年无病痛"，强调此时进补的重要性。此时严寒，养生以温补为佳。

小寒节气中，有一重要的民俗就是吃"腊八粥"。腊八在小寒节气前后，在这个时候吃一餐内容丰富的热粥，既能刺激食欲，又可以增加机体热量，起到暖胃消寒的作用。

《燕京岁时记》中记载："腊八粥者，用黄米、白米、江米、小米、菱角米、栗子、红豇豆、去皮枣泥等，合水煮熟，外用染红桃仁、杏仁、瓜子、花生、榛穰、松子及白糖、红糖、琐琐葡萄，以作点染。"上述食品均为甘温之品，有调脾胃、补中益气、补气养血、驱寒强身、生津止渴的功效。可根据自己的饮食习惯以及身体状况选择腊八粥的配料，熬出的腊八粥会更适合自己的体质。

宜灸大敦穴。

位于足大指末节外侧。大，丰富之意。敦，敦厚，土丘。指穴位在形如丰厚的土丘处。《尔雅·释丘》："一成为敦丘。"疏："敦训为厚，形如覆敦。敦器似盂。"《左传·成十六年》："民生敦庞。"谓人民富厚也。穴在肌肉丰满，形如土堆之处，所以叫大敦。本穴是肝经的第一个穴位，和胆经相交接，相交之气聚会在足的大趾里面。肝经属于阴阳之中的阴，所以阴气汇集在足趾部位，气的密度都是很厚很深的，因为大地的属性也是博厚的。大敦穴的穴名也有这个意思。《素问·阴阳离合论》："少阳根于'窍阴'。"又曰"厥阴根于'大敦'。"胆经是少阳，肝经是厥阴。从《黄帝内经》的表述来看，就是阴阳互根。阴阳相互虽然对立，但也是相互依存，相互作用的。

另外，大敦穴，有收敛精气的作用。敦者，《说文解字》："怒也。诋也。一曰谁何也。皆责问之意。"所以，大敦者，大怒也，怒是肝的情志，经云："肝气虚则恐，实则怒。"本穴主收敛木之精气，可以疏肝降火，也可以收敛止血，治疗血热不归经的各种出血症状。

小寒属于冬藏时节，宜灸大敦，敛藏木气。

腊月书事

宋·张耒

荆棘连昌路，珠玑久化尘。

青山飞白鸟，野水渡行人。

寂寂繁华尽，悠悠草木春。

人间有兴废，何事独伤神。

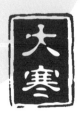

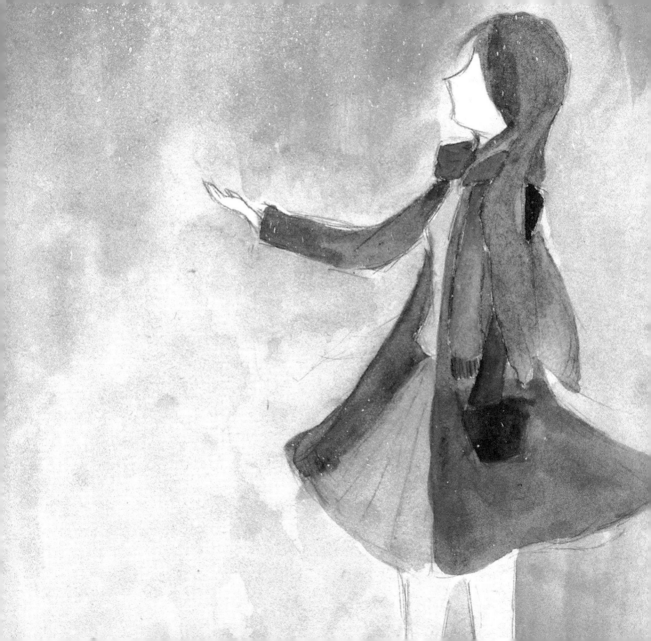

"大寒为中者，上形于小寒，故谓之大……寒气之逆极，故谓大寒"。（清代·弘昼《授时通考·天时》引《三礼义宗》）

一年中最后一个节气了，穷冬腊月，天地苍茫，一片阴寒，讲的是这个时刻。然而却道"腊尽残销春又归"，正如虽有黎明前的最暗，但冬至初生的阳气毕竟经过一个月的酝酿，而逐渐形成上升的势态，厚积薄发对抗强弩之末的阴寒，两者相较，形成悲风鸣树、寒气砭骨的大寒之极寒气候。毕竟大自然的征候依旧此起彼伏，挨过了大寒，阳气必定会全面地驱逐阴寒，迎接春天的到来，这就又进入新一年的节气轮回。

正如宋朝晁补之所写的词（失调名），"残腊初雪霁，梅白飘香蕊。依前又还是，迎春时候……交年换新岁……神寿遐昌，年年共同守岁。"新年就在眼前。

民间习俗中，春节前除了南、北方的过小年，还有一个节日是"尾牙祭"。尾牙源于拜土地公做"牙"的习俗。所谓二月二为头牙，以后每逢初二和十六都要做"牙"，到了农历十二月十六日正好是尾牙。尾牙同二月二一样有春饼（南方叫润饼）吃，这一天买卖人要设宴，白斩鸡为宴席上不可缺的一道菜。据说鸡头朝谁，就表示老板第二年要解雇谁。因此有些老板一般将鸡头朝向自己，以使员工们能放心地享用佳肴，回家后也能过个安稳年。

人们通常此时开始忙着除旧布新，腌制年肴，准备年货了，到处一派喜气洋洋的年节气氛。可见大寒节气当真是一个欢快轻松的节气啊。

由于大寒与立春相交接，讲究的人家在饮食上也顺应季节的变化。大寒进补的食物量逐渐减少，多添加些具有升散性质的食物，以适应春天万物的升发。

虽然此时春意已蕴，但毕竟大寒是年中极寒气候，而整个冬三月正是生机潜伏、万物蛰藏的时令，所以此时养生，要着眼于"藏"。

如何藏？

起居中有个重要概念是不要过度保暖！为什么呢？

因为中医讲究平衡，过犹不及。过度保暖容易产生郁热，影响机体内气血的流通，从而阻碍阳气的收藏，易多发高血压和脑溢血。

《黄帝内经·灵枢·本神》曰："智者之养神也，必顺四时而适寒暑，和喜怒而安居处，节阴阳而调刚柔，如是僻邪不至，长生久视。"

就是说顺应自然规律并非被动的适应，而宜采取积极主动的态度，首先要掌握自然界变化的规律，以防御外邪的侵袭。所以自古就有"大寒大寒，防风御寒，早喝人参黄芪酒，晚服杞菊地黄丸"的习俗。

寒为阴邪，常伤阳气。中医认为：阳气好比天上的太阳，一旦天上没有太阳了，大自然将不复存在。人体中的阳气若不慎被寒邪中伤，就会使人生病，甚至导致身体大厦逐渐崩塌而减短寿命。当人体被寒邪所伤，就会产生风湿性关节炎、哮喘等各种疾病。我们现在需要做的，就是趁此时机，把体内阳气更好地保护起来，赶走寒邪，不被它伤害。这也是"藏"！

在养生方面，我们应该顺应自然节奏，养阴潜阳，以帮助肾脏敛藏气血，达到"潜阳""藏阳"的目的，以准备春天阳气更好地升发。

大寒这个节气啊，要督灸！

咱就再絮叨絮叨督灸与节令的关联罢。

这个时候，我脑袋里就又冒出来一个字——吕。

《国语·周语下》中，"吕之为言膂也。"而"膂（lǚ）"的本字即指"脊梁骨"。

这个象形字，吕，正是脊的本字，指为两个脊骨相连的形状。

另外，吕为中国古代中音律的总称。

其中"大吕"——位于丑，对应12月丑。属音律六吕第一。

《白虎通义·五行》中讲："十二月律之谓之大吕何？大，大也；吕者，拒也。言阳气欲出，阴不许也。"阴阳二气相搏，才有生生不息的气机，故而又谓之"旅阳宣气"，阴气被阳气逼迫、影响，这是要互相搏斗的节奏呀！

看到这段文字，脑子里就浮现出很有趣的画面——土里的种子已爆新芽，来不及想要快快长大了（这就是冬至萌生的弱阳在茁壮成长），可是上面的盖土，因着寒冰冻得梆梆硬，就是不让小嫩苗冒出头来。双方谁都不肯示弱，于是你顶我堵，两相胶着而势均力敌，不亦乐乎。

上面堵着的寒冰冻土就是冬末的阴寒，好比黎明前对抗日光的黑暗，尽管强弩之末然却异常壮观。它不愿意如此轻快地退出舞台，就聚集了全部能量来抵制阳气升发并想继续压制着阳气！

然而自然界的征候早在冬至前就已发生变化，阳气的升发势在必行，也终将势如破竹。为了避免对峙中的过度消耗，于是松土灌溉的工作就十分必要了。

这类工作统归"扶阳"。扶阳自多向入手。

饮食上此时就需要适当多食发散性食物，比如葱、姜、蒜、辣椒、洋葱等，还有嫩笋，凝霜雪之气，破土而出，尖尖向上，代表欣欣向荣的新生景象。以上食物在此地都有唤醒阳气助其生发的作用，是配合身体休养生息后，来适应新的开端。

起居上尤其注意要"暖脚"。

由于脚远离心脏，气血循行慢，若双脚过冷，就会因为脚部血管的过度收缩而造成全身不适，引发感冒等疾病，所以，保温要先保脚。除了双脚穿上厚袜保温外，建议每日浸脚，更可添加黄酒、花椒、生姜等帮助气血下达，运行顺畅。

冬

养生则强烈推荐"督灸"。

想必您也知道，人体背面叫"阳面"，而督脉（也就是脊柱）督统一身之阳气，温暖脊背，是熔化寒冬的利器。若加强肾俞，则更是为收藏精华后的厚积薄发，来做最后的助力了。

所以啊，此时不重灸背部，又待几时！

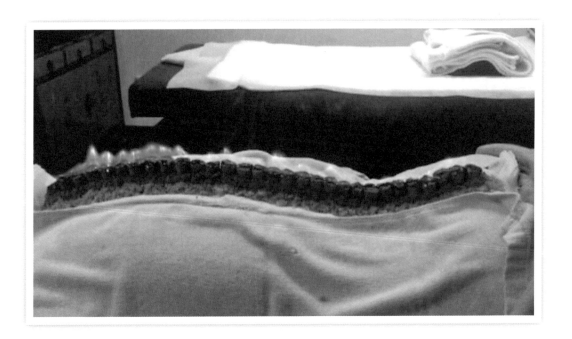

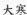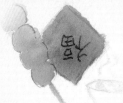

当然，除了督灸，还可以灸太冲穴。

位于足背，在足大趾和次趾之间。

太，至也，极也。冲，冲要，也通沖，冲和与冲虚之意。《新华字典》的说法是，第一是冲向上的意思，第二是虚空、平和、深藏的意思。《素问·阴阳离合论篇第六》曰："圣人南面而立前曰广明，后曰太冲。太冲之地，名曰少阴；少阴之上，名曰太阳。"张志聪注："南面为阳，故曰广明；背北为阴，而曰太冲。太冲乃阴血之原。"又《素问·上古天真论》："女子二七而天癸至，任脉通，太冲脉盛，月事以时下，故有子。"王冰谓："太冲者，肾脉与冲脉合而盛大，故曰太冲。"这里提到的太冲，位于任脉和督脉之间，就是人体前后的正中线。任脉属于阴，督脉属于阳，冲脉就是人体阴阳二气的运动转化而成。《道德经》曰："道生一，一生二，二生三，三生万物，万物复阴而抱阳，冲气以为和。"这个冲气就是天地阴阳之气的交合，道生太极，太极生阴阳，阴阳就是天地，天地之气的升降转化就生出了"三"，也就是生命。太冲的实质是生命的动力之源。女子能否有生育能力，完全取决于"太冲"的盛衰。《淮南子·诠言训》曰："故神制则形从，形胜则神穷，聪明虽用，必反为神，谓之太冲。""太冲"是形与神的相互制约，相互平衡的结果。

民间还有一种解释是，人行走时，进步抬足，首当其冲，同时穴位的位置又居于足背的要冲，故取穴以"冲"。"太冲"穴底与"涌泉"相对。"涌泉"属于肾经，故"太冲"穴可以治疗与冲脉、肾经相关的多种疾病。主要作用是调节肝的气血阴阳的失调。

在冬季最后一个节气灸本穴，更是为春天的到来做准备。

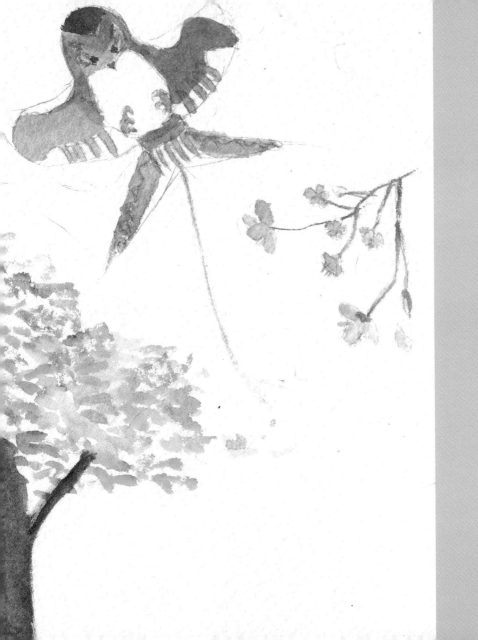

春

立 春 日

宋·杨万里

何处新春好，深山处士家。

风光先著柳，日色款催花。

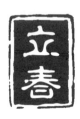

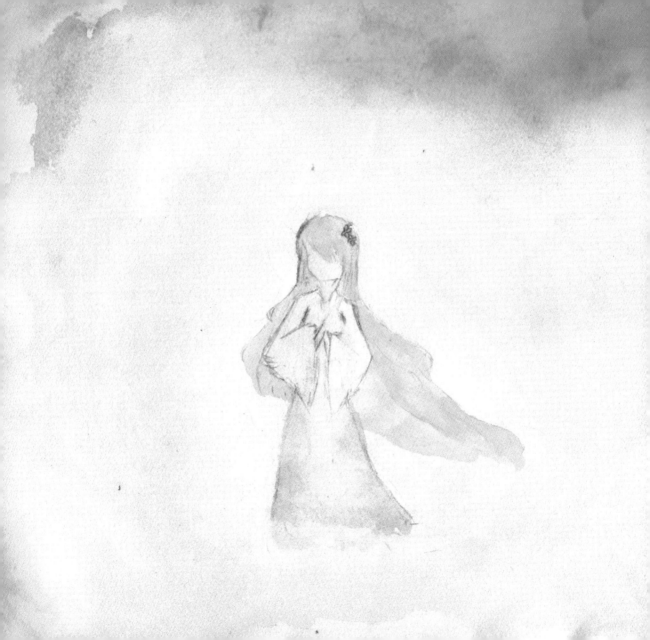

天寒地冻到了极致时，立春节气，乘东风而来。"谁劝东风腊里来，东郊寒色尚徘徊。春犹浅，却道东君斜映水。"（宋·毛湾《小重山·谁劝东风脂里来》）

"立，始建也；春木之气始而建立也"，是谓立春。

这个时候，一切都是新生（命）的蓬勃，是经历秋收冬藏后阳气的冲动，是春回大地的启蒙。此时的风，自下而上吹醒了木的生气，冰面下的鱼儿早已经感知到了温暖的气息而负冰浮游，万鳞缤纷里流动的恰是初醒的春意，天地虽于春寒料峭中却充满了含情脉脉的渐美，这就是万物动生的立春啊。

立春节气，新年伊始，春气主升，万物生长，天地之间，一片活力，人的情绪也逐步高涨起来。所以《黄帝内经》云："夜卧早起，广步于庭，被发缓形，以使志生，生而勿杀，予而勿夺，赏而勿罚，此春气之应，养生之道也。"以上诸要，无非顺应春季的生发之气，让体内储存一冬的阳气向上升发，向外徐徐舒展。

古时立春是极重要的节日，民间会有许多隆重的活动，比如"报春贴、撒豆消灾和打春牛"等，意在提醒大家：务必抓紧劳作，万莫辜负大好春光。

立春养生着眼于"疏、扶"二字。因为经过一个冬季膏粱厚味的补养，脾胃已运作满满，气血运行往往会壅滞，极易生火。春季属木，与肝相应。肝气偏旺，就容易克制脾胃，这就是"木克土"的现象。因而初春时节，肝病、胃病频发。

所谓"十二经络始于胆"，宜通过肝经、胆经的疏泄，协同脾胃共同运化，方能体现养阳之初功，帮助肝经疏泄调达而不致太过。同时，配合健脾、扶脾方法，拔苗而不助长，合理调动，来确保冬季贮藏的养分，在春季得到充分的升发。正所

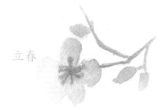

谓"一年之计在于春"。

立春，发阳之始，食宜增辛辣，助肾补肺而安养胃气。既不要折了萌萌的春气，但也不能太过温暖以伤有娇脏之称的肺。

春日食春芽是大自然的赐予，中医经典著作《黄帝内经》说要"食岁谷"，意思就是要吃时令食物。春天里所有的植物都生发出新鲜的嫩芽，其中，可以食用的春芽有很多，如香椿、豆芽、蒜苗、豆苗等。下面介绍一下春天里的辛辣之芽，春韭。

正如《南齐书·周颙传》中所言："春初早韭，秋末晚菘"，这个"韭"就是韭菜，又名长生韭、起阳草，有补肾助阳、温中开胃的功效。

故而说初春时节的韭菜品质最佳，晚秋的次之，夏季则最差，有"春食则香，夏食则臭"之说。

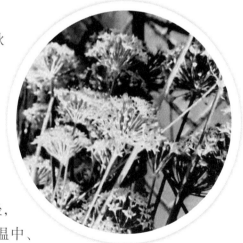

韭菜，性温味辛酸，根、叶分别入肝、肺、胃、肾经。能温中、行气、散血、解毒，还能治胸痹等；并能安五脏，祛除冬藏后的胃中积热。

韭叶味甘辛咸，性温，入胃、肝、肾经，温中行气，散瘀；其根味辛，入肝经，具温中、行气、散瘀等功效。

春季养生重在养肝，韭菜根尤具大量养分，适当多食可增加人体脾胃之气，强化肝功能，是防春困的良蔬。

另从"韭"这个字的结构上看，有发散之特征，象征春之气的生发，一则醒冬季脾胃困顿之热，二则消整个冬季宿积之气。

菜头刀多割于春天，木性升发之力较强，正对应春生之态，而"野火烧不尽，春风吹又生"的长势，又当真应验初春绵延的蓬勃生机，这是向上的能量，预表一切重新开始、一切充满生机、一切都还未晚……真好。

宜灸太渊穴。此穴在手腕的寸口处，即中医把脉，食指所按的部位。

太，高大和尊贵之意；渊，深也。

在古代，渊有三重意思，也说明此穴的重要性。其一，鼓声名渊。《诗·小雅·采芑》："伐鼓渊渊。"注："渊渊，鼓声也。"此穴为肺经所属，肺中空善鸣，有鼓之象，故如鼓之有桴，渊渊之声内外相应矣；其二，太渊也是口中津液的别称。《黄庭外景经》："还返七门饮太渊。"注："谓面有七孔皆通达也。饮太渊者，谓咽食口中醴泉也。"又曰："太渊玉浆甘如饴，近在吾身子不知。"道家认为，口中的津液是好东西，时时吞咽对人体有益处。而口中的津液和肺的经脉内外相应，故称为太渊；其三，弓之弯曲处亦名渊。《释名·释兵》谓：弓之末曰箫。箫，梢也。中央曰弣，弣，抚也，手所扶持也。箫弣之间曰渊。渊，宛也，言宛曲。太渊穴，居于

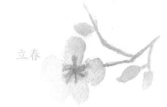

手腕如大弓之弯曲的地方。

太渊又是脐的别名，《云笈七签》卷十八："经曰：'脐者人之命也，一名中极，一名太渊，一名昆仑，一名特枢，一名五城。'"脐字在《说文解字》中称为"肶脐也"。《正字通》云："子初生所系也。断之为脐带，以其当心中肾之中，前直神阙，后直命门，故谓之脐也。"可以看出古人认为"太渊"一词的意义非比寻常，该穴有"主人之命"的功效。太渊穴的作用应该与脐带类似，脐带是连接"神阙"和"命门"的纽带，它的功能直接关系到人，因为太渊穴是肺经上的重要穴位，主一身之气。

一个穴位名字，把此穴的性质、功效和定位都包含进去，言简意赅。另外，《难经·第四十五难》曰："脉会太渊。"表明此穴位为诸脉之会，经气犹如潭水，深不可测。肺气运行，则脉搏动而推动血液运行。后世中医的切脉也以手部候脉为最常见，有"独取寸口"之说。

一年之计在于春，立春灸太渊，诸事开头顺。

春季养生——春不伐罚

春天是天地的气都往上走，特别是地气，向上升，这时候放风筝，顺应天地之气。所以在春天，天地给人的感觉都是在呼唤着一种新生命的诞生，这叫"天地俱生"。

"上天有好生之德"，在春天体现得最深。"万物以荣"，"荣"是什么？变绿了，对应于原来的枯黄。正如白居易的诗："离离原上草，一岁一枯荣"。枯是干枯，荣是草木逐渐变绿。这就是上天的好生之德啊，在春天随处可见。

春天的风是生发的风，我们经常说"吹面不寒杨柳风"，尽管外面的温度甚至比冬天还低，这时候的风吹在脸上，是一种暖意。人的感觉是温度计所比不了的。温度计可以量化，很科学，但是，人的诸多感觉温度计体会不到，你要相信人的感觉。

所以，这时候人该怎么办？

"夜卧早起"，这个"早起"是相对于冬天的"早卧晚起"的，跟随时间的变化，立春以后就要早点起床了。晚上睡觉没有特定的要求，但是，早晨起来要早一点。也许天还没蒙蒙亮就起来了，干什么呢？"广步于庭"，就是一种闲庭信步，大步慢走。"庭"是哪儿？是自家的院子，注意不是野外。"被（pī，同"披"）发缓形"，什么意思？和尚是剃度，三千烦恼丝都剃掉了，割断了血缘关系，爹妈、老婆、孩子都不要了。道家养生是什么？"身体发肤，受之父母，不可轻弃"。所以，古代人都是束发，男人带个冠，女人带个簪子，把头发扎起来。我们形容一个人疯疯癫癫，常说什么？披头散发，是吧？但是，在春天这样就可以，春天你不要拘束自己，你把头发披散下来，让它自由自在地散落在肩膀上，穿着宽松的衣服在庭院里面散步，想想这个感觉多么有意思啊！很多人穿着塑身内衣，钢筋箍着。"楚王好细腰，宫中多饿死"，为了让别人觉得好看，把自己约束成那样。对吗？

春天一定要宽袍大袖，不要拘束，腰带都不要系，"被发缓形"。这时候我们经常讲调形调气，当你摆出某种姿势的时候，你身体的气血运行会随之变化；当你的气血运行变化的时候，你的情感、情绪也会跟着变化。所以我说，睡觉时像婴儿一样，两手往上一扬，摆出投降姿势，看你睡得香不香。当你早早起来，"被发缓形"在院子里的时候，你会有什么感觉？这种感觉就是"以使志生"，这个"志"不是记忆，是志向。你就感觉到从内心里涌动出一种想法：我今天得干点什么？我今年得干点什么？那种灵魂拷问便油然而生，这就是你顺应了春天的气的变化。

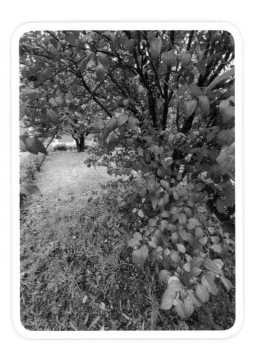

另外呢，在白天你遇到事的时候，要采取什么？"生而勿杀"。中国历来秋后问斩是为什么呢？这也是顺应天气，中国人活得最仔细。春天的时候不要去杀戮，有很多动物还在春天产崽，这时候你要去养它们，要给予生机。也会有人说，我们杀几只动物怕什么？"杀人八百，自损三千"，当你起了"杀心"的时候，你内心肝气的生发也随之被"杀掉了"，对你自身也不好，这是相互的。即使只从利己，利于身体健康来讲，春天也不应该去杀戮。

"予而勿夺"，什么叫"予而勿夺"？不时地资助别人，而不跟别人夺取、索取。

春天是播种的季节，春天不播种，秋天没什么好收获。有人说，我没钱我能给什么呀？你哪怕给别人两句好话呢！我们经常说，过年要说拜年话，其实，那也是"予而勿夺"。鲁迅文章里写到有人看人生个孩子，就说，这孩子将来要死的。好像说的是实话，但确实不合时宜。"良言一句三春暖"，你给人说一句鼓励赞赏的话的时候，你也在施予一种生机。有时候，一句话甚至能救一个人的命。

"赏而勿罚"，过年为什么给压岁钱？"赏而勿罚"。尽管你去年干了很多事不尽如人意，但是过年了，新的一年开始了，要起个新的彩头。接下来，"此春气之应"，我们讲"应时而动"，跟着老天爷走，没错。如果你不这么办，春天我必须要杀，春天我要箍着自己，春天我就要打击报复别人，可以呀，最后结果是什么？"逆之则伤肝"，你把本来应该生发的肝气给压制住了。肝属木，被压制住了，木就不生火，到了夏天你就会着凉、肚子疼。看，"夏为寒变"，就是说，夏天你的身体热乎不起来。所以说，春不生，夏就不长，"奉长者少"。

四季应是：春生、夏长、秋收、冬藏。故而，春天应该生，夏天应该奉长，秋天就应该收敛，到了冬天就闭户不见人。所以，如果你春天不养肝的话，到夏天就长不起来，"夏为寒变，奉长则少"。简单的一段话，给了我们一个大的方向性指引。

回想一下我们春天的饮食、情绪和行为。立春那天我们吃什么呀？春饼。春饼里有什么呀？豆芽。芽！初生的芽，生命力的集聚。从现代营养学讲，食物没有质的区别，就是蛋白质、脂肪含量的差别，中国人认为，吃豆芽跟吃豆瓣完全不同，芽是最具生命力的。所以，我们除了吃豆芽，还吃什么芽？香椿芽。这些都是初生的、生命力极其旺盛的东西，所以呢，要吃这个。而且，肝的颜色是什么？青。吃这些绿色的、初生的、生发的食物，有意识地添加这种生命力。

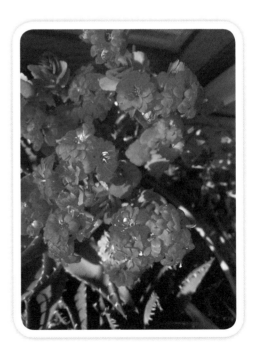

学中医一定要同时学它的对立面。因为中医的基础是阴阳，阴阳相互对立，相互制约。你告诉我该干什么？那么，我不该干什么？我应该吃什么？的确，你列的单子好像都挺好吃的。那我不该吃的又是什么？春天不应该吃什么？春天最忌讳吃酸的。为什么? 酸是收敛的感觉,所以这跟"赏而勿罚,予而勿夺,生而勿杀"是相违背的。春天吃酸的其实都是在伤肝气。所以,春天应该吃辛、辣,植物的芽尖。春天还不是吃肉的季节,因为你要吃肉就得杀戮。

我们再说一下几个相关的节气。我们立春吃春饼叫什么? 咬春! 什么叫咬春? 跟着春天的步伐,我咬住春天了。我们中国人叫咬春,我一吃这个,就代表咬住它了。

雨水节气呢,以前都是冰天雪地、下雪,到这春天呢,开始有春雨了,我们经常说什么? "春雨贵如油""润物细无声",因为这时候下的雨,是滋养万物生长啊。从五行来说,什么生木啊? 水生木!

春天对应肝气,是肝主的一个季节,以青绿为颜色,春天的打扮也应该向蓝和绿靠拢,稍微带点红,千万别穿白的。这时春天下雨了,"春雨贵如油"啊。还有什么? "小楼一夜听春雨,深巷明朝卖杏花",这就是中国人的一种通感,本来一下雨,马上脑子就想到明天要卖花了。

雨水完了以后呢? ——惊蛰。惊蛰是什么意思? 惊蛰是谁来惊它呀? 对! 是雷。一般到这会儿就出现春雷了,这时候动物开始都出来了,特别是冬眠的动物,蛇、熊,还有蟑螂,睡了一冬天,出来了。惊蛰,这时候人的生机也会更旺盛了。这叫惊蛰。惊蛰以后,可以吃一点动物了,因为它出来了。没有的时候,你别动它。我们养生讲应季而食,而且你在哪儿就吃哪儿的东西,你别从海南空运来什么东西你吃,一顿两顿可以,经常吃就不行,因为,乱了。什么地方长什么东西,什

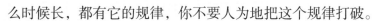

么时候长，都有它的规律，你不要人为地把这个规律打破。

中医认为，春应于肝。

从饮食上来说，唐代孙思邈《千金方》中曾指出，"春日宜省酸增甘，以养脾气"。

春季肝旺之时，要少食酸性食物，否则会使肝火更旺，伤及脾胃。此时可以多食一些性味甘平的食品补益脾胃。如：大米、小米、糯米、高粱、苡米、豇豆、扁豆、黄豆、甘蓝、菠菜、春笋、香椿叶、胡萝卜、芋头、红薯、土豆、南瓜、黑木耳、香菇、桂圆、栗子、大枣、山药等；此外，要多吃大葱、生姜、大蒜、韭菜、洋葱等温性食物，能起到祛阴散寒的作用。应少吃黄瓜、冬瓜等寒性食品，它们会阻碍春天体内阳气的生发。忌吃羊肉、狗肉、鹌鹑、荞麦、炒花生、炒瓜子、海鱼、虾及辛辣物等。

从情志上来说，肝气喜条达，故不宜抑郁而宜疏泄。因此，春季尤应重视精神调摄，保持心胸开阔，情绪乐观，以使肝气顺达，气血调畅，达到防病保健康之目的。

春 夜 喜 雨

唐·杜 甫

好雨知时节，当春乃发生。

随风潜入夜，润物细无声。

野径云俱黑，江船火独明。

晓看红湿处，花重锦官城。

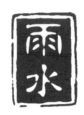

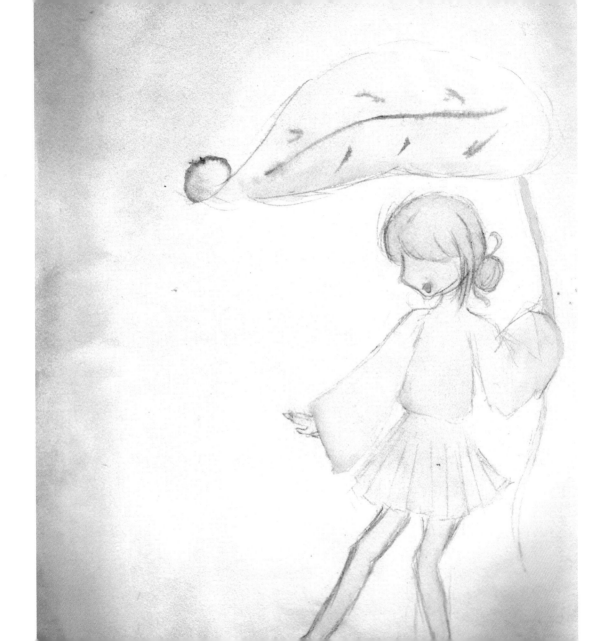

"正月中，天一生水。春始属木，然生木者必水也，故立春后继之雨水。且东风既解冻，则散而为雨矣。"（《月令七十二候集解》）雨水节气后，气温回暖，云含微雨，淅淅沥沥，滋润大地。此时，春雨贵如油。万物复苏并开始萌动，天地间春意撩人，真正的春天到了。

初春阳气渐生，气候日趋暖和，人们逐渐去棉穿单，迎接春天到来。

雨水节气的气候特征为阳气上升，与天之阴相交，化而为雨；雨水再随天之阴下降，与地之阳相交，化而为气。气再升而交阴，阴再降而化气，循环反复，周而复始，万物生命皆在阴阳升降中转换。故而这个时候又为自然界阴阳交替频繁的时节，空气中水分增加，导致气温不仅偏低，而且寒中有湿。此时人体皮肤腠理已变得相对疏松，对风寒之邪的抵抗力会有所减弱，因而"春捂"的穿衣准则尤显重要。《千金要方》主张春时衣着宜"下厚上薄"，《老老恒言》亦云："春冻半泮，下体宁过于暖，上体无妨略减，所以养阳之生气"。

寒湿之邪最易困着脾脏。加之湿邪留恋，难以去除，对人体内脏和关节均有一定影响，导致机体更易受到风寒侵袭，并引发气滞血瘀的症状。

雨水节气，万物初萌，但向上升发的力量博大，生机盎然，犹如雨后春笋，欣欣向荣。此时宜食春笋，其中最著名的当属江南地区的"腌笃鲜"了。

这道汤品中的春笋、腌肉是初春寻常之物，江南人家常做此菜，既打了牙祭又滋养身体。

各位须记牢此汤品食材宜用春笋。

春笋、冬笋因着长势与生长季节等不同，势必决定了各自不同的属性差异。

冬笋肥厚，常埋地下慢慢生长，味偏苦，入肾经，类似于生地一样滋补肾阴，适合在冬天焖肉吃。

春笋则仿似在春暖花开前就速度冒尖了，随着东风升发，味甘性凉入肝经，正应春发之特性。不过春笋也是发物，很多人吃了会过敏。

为什么会过敏呢？

春笋的特性，就是能帮助把人体内在的很多阴寒、湿浊之气透发出来，于是产生过敏症状。

可见，任何食物都有营养，但好东西绝非适合每个人。

有时候，我们的身体远比头脑要聪明，当面对某些食物，身体本能做出"我不能吃这个"的反应时，就是"有觉"。但现代人往往太依赖科学，常常用知识来压制本能，一说某种食物营养价值高，就拼命吃，甚而吃出病也不罢口……

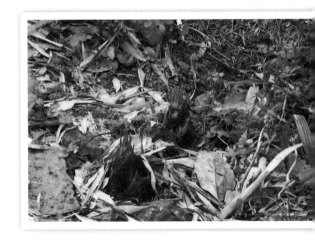

就像这个妙物春笋，虽极适初春时令，但体质虚弱者，还是奉劝少食为妙。

那这个时候食春笋为什么特别推荐腌笃鲜呢？

因为汤中火腿，味甘咸，性温，补脾开胃，滋肾生津，能益气血、充精髓、治虚劳，特性正与春笋互补，加之"笃"为慢炖之意，慢慢炖，缓缓焖，不仅吊出食物甘鲜，更能纠偏……故而，腌笃鲜的做法如同做高汤：煮开后用小火焖。成品后方能清澈见底，所有的鲜味与精华便都呈现汤中了。

讲到此，又想起了"竹子定律"。春笋长成后，幼竹4年，仅长3厘米。却从第5年始，以每天30厘米的速度苗壮成长，长到15米，往往只需要6周而已。可是，在之前的4年，竹子将根在土壤里延伸了数百平方米啊。真正的"厚积薄发"。

凡成功者做人做事，又何尝不如是！

又何必常常挂虑自己的付出能否得到回报？与其因忧虑而虚耗能量，何不像竹子一样默默扎根呢。

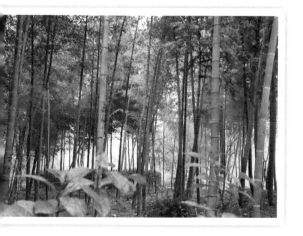

宜灸列缺。在腕关节的桡骨茎突上，有一个明显的凹陷缺口。

列，指陈列，裂开。缺，指缺口，空隙。穴位陈列在侧腕两筋之裂隙处与衣袖的边缘，实际上，人的衣袖是衣服的大缺口。（又，衣袖为袂。《管子·五辅》："大袂列。"即大的袖口应该改成狭小的。"缺"或为"袂"的笔误）。

列缺，在古代也是雷电之神的别称。屈原

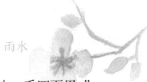

《楚辞·远游》："上至列缺兮，降望大壑。"《陵阳子明经》云："列缺去地一千四百里。"《史记·司马相如传》则有"贯列缺之倒景兮"。《集解》引《汉书音义》："列缺，天闪也。"故张衡《思玄赋》中有列缺作为闪电的词句："丰隆轩其震霆兮，列缺晔其照夜。"雷电在大气中，有通上彻下之能。人的头部有阴沉闷痛不适的时候，会感觉头重目眩，脑袋浑浊。针刺本穴可使得头目清爽，犹如霹雳行空，阴霾消散，天气清朗。所以说，本穴的作用有如雷电之神，因此叫作列缺。在《易》中，有卦大壮，曰："刚以明也"，或者有卦无妄，"天下雷行，性命正也"。都是用阳刚以制阴柔的卦象。

《针灸大成·席弘赋》："气刺两乳求'太渊'，未应之时寻'列缺'。'列缺'头痛及偏正，重泻'太渊'无不应。"套用一下目前流行的精准治疗，列缺的针对部位应该在人体胸部。胸部好比天之太空，空，喜欢清明凉爽。如果在胸的处所，一直有温热的，郁阻心中。取别的穴位犹如重症微治，杯水车薪，胳膊拧不过大腿。唯有霹雳惊天，则雨过天晴，云收雾敛，而神清气爽。

本穴是肺经的"络"穴，是和另外一个大肠经相互之间沟通的捷径。能够通过大肠经上达头脑。所以针刺列缺，针下穴位之气经常如闪电一般而上达头面。同样，肺经的循行路线行到列缺穴时，会别出一个分支，向食指的终端运行。其路线形状也如闪电，分为两叉。

本穴的名字和其功效、位置都有联系，赞叹一下古人的智慧，言简意赅，内涵无穷。

雨水灸列缺，平地响霹雳，也为惊蛰做准备。

二月二，龙抬头，放风筝

农历二月二这一天，是缤纷琳琅的花朝节。是日，闺阁女子精心梳妆打扮，发髻簪花，穿着节日的盛装一起去陌上踏青赏花，插柳扑蝶，赏红祈愿，然后采花回家或是酿酒，或是制成美味可口的百花糕。关于花朝节，《事林广记》一书中陈元靓记载："言浙间风俗，春序正中，百花竞放，乃为游赏之时。花朝月夕，世之所常言，月夕乃八月十五日。"繁花迷眼、莺飞草长的春分节气，古人除了有纯朴简单的寻常生活和盛大热闹的花朝节，还兴过春社（即春祭）。陆游作诗云："箫鼓追随春社近。"古时春社，除了祭拜祖先，亦是祭祀土地公以求五谷丰登、喜乐平安的民俗方式，以迎接春日土地神的到来。而秋社则主要是送走土

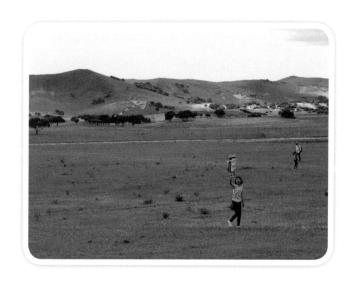

地神，叩谢神灵庇佑。有的地方，春社被称之为"过社"，与清明上山祭拜已故亲人有关。

春天，是在呼唤新生命的诞生，这叫"天地俱生"。

春天的风是生发的风，这个时候的气息都往上走，特别是地气，跟着往上走，这时候放风筝，是顺应天地之气。

从中医来看，"龙"属于阳气，"龙抬头"即是阳气升浮于地面了。每年夏暑之时，地面阳气最旺，逢秋而敛降，至冬则深藏于地下，冬至则阳气始动，立春而开始升浮，至春分方浮于地面——这是四时阳气的升降浮沉规律。中国传统认为，龙是吉祥之物，司云雨，农历二月初二正处在雨水、惊蛰和春分节气之间，此时阳气升发，天气变暖，雨水渐多。天地规律如此，万类万物皆与之相应。在万类生命中，此时春气生发，一年中新的生命开始了；对人来说，二月初二之后人气升浮，容易出现烦躁、易怒等不适。

按后天八卦理论，震为龙，为东方，为春天，为木，为阳气升发，为风，为雷，因此，和风化雨正是龙所主宰。"龙抬头"，即木气升浮，春雷阵阵，万物复苏。

春雷有时间上的要求，既不能太早，也不能太晚。若冬至就打雷，这是阳气不藏而过升，木火早浮，阳根拔起，应之于人则至春天阳气升发时会出现上实下虚之象，温病为多，且多见坏症，为害甚大；若至春分而仍不见打雷，这是阴寒太甚，木气不升，虽阳根潜藏，但不应于时，则易病寒湿诸证，表现为湿满肿痛之象。

农历二月，阳气推动为震，春风融和，春暖花开，代表着不可抗拒的新生力量，天地间因此而充满着浩荡春意。

这个时候的阳气也是跃跃欲试、厚积薄发。人是万物之灵，在此春风里，也与自然界一样，机体的升发到了最旺盛时期，为了更好适应体内阳气的变化，也为清除体内淤积了整个冬季的寒邪，户外运动可以说是对身体最好的保健方法了。

但是也不提倡这个时候进行剧烈运动，诸如当下流行的马拉松、有氧操等。尤其在此万物复苏、生长之际，运动过度只可能对阳气造成耗损而违背春夏养阳原则。

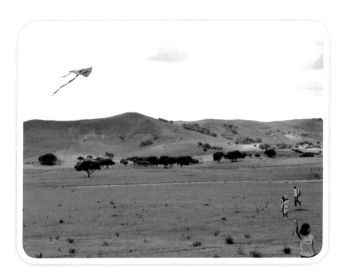

都市人，上班在写字楼，路上乘车子，回家还是待在公寓楼，日复一日，周遭在钢筋水泥的包围中，正如汉字"困"一样。长此以往，远离自然，人这一天地共生的物种，精神情绪又怎么会好？

所以，春天放风筝，可以偷得半日闲，把"困"字改成"闲"字。借着此时惊蛰春雷后滋茂而升的阳气，正是欣欣向上的自然力量。到旷野放飞风筝，实在是顺应自然最有益的运动啊！

想想放风筝时的形态，挺胸抬头、舒展向上、张口远眺，正如《续博物志》说："春日放鸢，引线而上，令小儿张口而视，可以泄内热"。

这个内热就是体内积聚一个冬季而没有代谢掉的"垃圾"，大张其口，排除浊气，顺畅清气，使体内气息顺畅，还能降血压呢。

当下，擎着风筝，游走在万紫千红、百花争媚中，感受大自然美好的馈赠，能不身心舒畅？哪里还会有焦虑！

极目远眺，看风筝乘风高飞，随风上下而飘忽不定，岂不是最佳之眼保健操。

针对这个时代的通病——"低头一族病"，放风筝反其道而疗之，实在是当代人过度使用颈椎的一剂良药！

正是清代高鼎《村居》所描绘的"草长莺飞二月天，拂堤杨柳醉春烟。儿童散学归来早，忙趁东风放纸鸢"。

另，民间尚有放风筝即放晦气之说，这就无从考证了。

山　房

宋·陈允平

轩窗四面开，风送海云来。

一阵催花雨，数声惊蛰雷。

蜗涎明石凳，蚁阵绕山台。

此际衣偏湿，熏笼著麝煤。

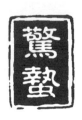

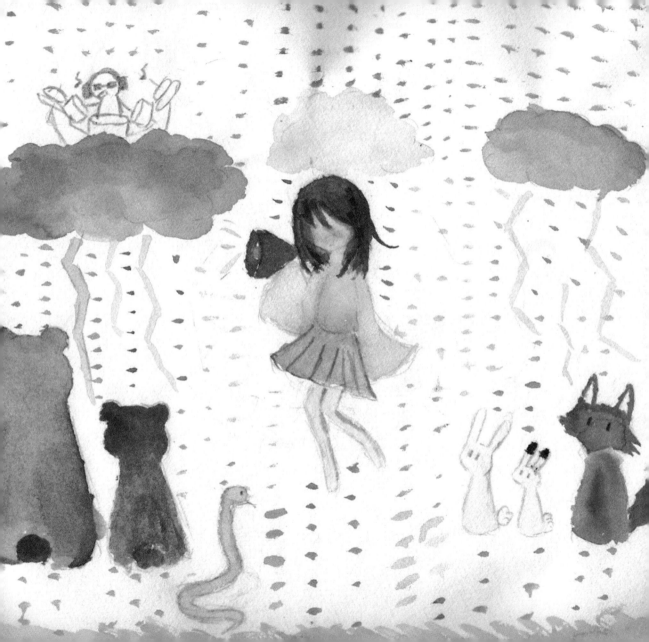

每年阳历三月五日前后，惊蛰节气，仲春将至，气温迅速回升。

《月令七十二候集解》曰："二月节，万物出乎震，震为雷，故曰惊蛰。是蛰虫惊而出走矣"。

"惊"是惊醒、惊动之意；"蛰"有守的意思，这里指冬眠。从字面意义解，"惊蛰"代表春雷乍鸣，惊醒了躲在地下冬眠的昆虫。

同时，"春雷响，万物长"，春雷启蛰，大地深处的震动，使万物相随而出；先是山桃花由绽蕾而至夭夭，春情弥漫中酝酿着最美的颜色，接着就该是姹紫嫣红的时候了。惊蛰时节适值九九艳阳天，天地间已是一派融融春光。

这个仲春乍动的雷声，正是春耕的鞭策，提醒人们又将开始劳碌地耕作了。实际上，昆虫是听不到雷声的。大地回春，气候变暖才应该是使它们结束冬眠，"惊而出走"的原因。

对应于人体，经过一个冬季的伏藏，脏腑的精气和宿疾也都开始活动起来。人作为万物之灵，感知四季运行的节奏，"春雷惊百虫"，也惊动了蛰伏体内的邪气，正所谓"百草回芽，百病易发"。忆起小时候在北方，听老人讲这个节气须连食三日清心丸以"避邪"。这个时候，尤其需要清一清大肠，大肠清干净了，就为气血升发营造了良好的体内环境。有便秘的人尤须注意此时的相应调养。

与其他节气相比，惊蛰时的气温回升也是全年最快的。由于此时天气由寒转暖，人体新陈代谢也开始变得活跃起来。尤其肝、胆经脉的经气最为旺盛和活跃。

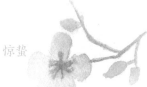

加之乍暖还寒的天气因素，会导致机体气血周流紊乱、阴阳输布失衡。

惊蛰节气的前些日子又是民间的"龙抬头"，这个"龙"指的就是一团阳气。龙为东方，为春木，为阳气升发，而肝、胆又分为阴木阳木，互为表里。亦为东方，"龙抬头"，即指木气升浮，万物复苏。

众知胆为甲木，其气应春，属少阳之气。对应人体在一天中，是阳气生发的起点和动力。所以每日23点至凌晨1点当少阳之气升发之时，正是子时万物始生之际。也是每天阳气初萌，极其宝贵的时候，所以这个时候就一定要躺卧睡觉，并且争取深睡眠。

胆为中正之官的定义，出自其于脏腑中的中正地位，比如从五脏六腑布气于背俞的腧穴位置可见一斑——胆俞位于背部第十胸椎棘突下，旁开二指宽处。而第十椎又叫脊中，正在脊柱中央，因此胆就成中正之官。以胆为原点，胆之上者属阳，胆之下者属阴。

而阳气升发中，既充满生机，又内蕴疾病。春气内应于肝，肝气、肝火易随春气上升，干扰神明；若肝气升发太过，五脏失衡会引发很多症状，而最早殃及的就是胆，此地亦说明所谓"肝胆相照"正如是也。

所以这个时候，养肝、温胆就刻不容缓。

首先，春天养生，一定要养好阴根；水足方能涵木，这也是为何要在子时前睡觉的道理，因为睡着了即是阳气的归根；还要适当吃点甜酸味的食物来帮助收敛阳气。

二则，温饮温食少油腻；最好多吃时令绿色蔬菜，因绿色应于肝，最能平衡肝气；晨起喝姜汤还能帮助升阳呢。

最重要的是管理好情绪哦。观察下大自然中的树木，树冠上展，树枝条达，这就是肝胆所喜的象，若肝气郁结势必引起胆汁郁滞，随后而来的就是胆囊炎、胆结石了，随后诸多疾患皆由此而发。

最后还要告诫您：不吃早餐也是胆结石的元凶哦！

惊蛰宜食香椿。正是"门前一株椿，春菜常不断"的香椿芽儿。

椿，从木，春声。《庄子》有："上古有大椿者，以八千岁为春，八千岁为秋"之说（《逍遥游》），故以椿喻父，代表长寿和活力。

椿木逢春又发新芽，最好的椿芽儿就是香椿树的嫩芽，蕴藏了整个冬天的营养，伴随着惊蛰春雷，一股脑都释放出来了，故而春食正当令。

惊蛰节气始，万物苏醒，伴随百病易发，无论流感抑或神经病，来势汹汹。而这个时候的椿芽儿，可是样好东西：香椿味甘辛、性温，具祛风、散寒并止痛解毒功效。入馔甚香，亦可瀹（音"越"，意"煮"）热，腌焙为脯，耐久藏。同时，香椿的气味比较

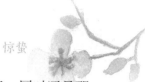

冲，正如日本料理中的芥末，能够更好地帮助发散，并赶跑感冒病毒；同时还具醒脾功效呢！

况且，椿树不断抽芽，正应肝气生发。所以，古人就认为常食椿芽，能百病不沾，万寿无边。

强烈推荐美味小菜——香椿拌豆腐。其中，豆腐味甘性凉，能清热润燥，生津解毒，补中宽肠，具降浊功效，还能纠椿芽儿的小小偏性呢。

另外，再叮唠一句，此时"春捂"很重要，尤宜发微汗以散冬季蕴伏之邪。

宜灸三间穴，在手的食指关节根部（第2掌指关节）后缘。

三者，《说文解字》："天地人之道也。"间者，《说文解字》："隙也，从门，中见月"。三间穴，"间"字有间隙、缝隙的意思。正如流行语句"万物皆有裂痕，那是光照进来的地方"。汉语就用一个"间"字来涵盖。物质到物质中间是有非物质存在的。找到物质和物质之间的非物质就是得道（天上之光）的开始。引申一层又有天地之间，阴阳之间之意。而"三"这个数字，至少有两个意思，第一，根据河图理论，"天三生木，地八成之"，"三"有木的意思，木曰曲直，木又主风，与筋有关。第二，"三"又有天地人三才之意，《易经·系辞下》云："有天道焉，有人道焉，有地道焉，兼三才而两之。"《说卦》云："立天之道曰阴与阳，立地之道曰柔与刚，立人之道曰仁与义，兼三才而两之。""三才"一词就是源于此。《道德经》云："道生一，一生二，二生三，三生万物。"道者虚无，先天之气，称为无极，道生一则为太极，一生二则为阴阳，有了阴阳就有了生命的基础，当阴阳互相交汇、转化（中医称作气化），就产生了生命，二生三即成了人。所以"三间穴"从木，故从风，风主开泄，因此有疏通经络、祛寒止痛的功用。本穴善于止痛。董氏奇穴的止痛第一组要穴就包括三间穴。

灸三间，以镇惊蛰万物的影响。

春天不能一味捂

立春以来，有几年在这几个月中，常常听广播预报有寒流，然后很遗憾地宣布："由于气温没有达到，或者达到天数不够，代表申城尚未入春"，诸如此类的报道。

好吧，既然春天迟迟不肯来，那怎么捂，您知道吗？

这里头可是有讲究！

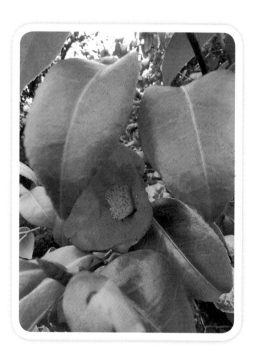

大家早已听惯了春要升发的碎碎念，所以呢，捂的目的除了预防降温，免受风寒；更重要的，其实是传递信息给身体——春天来了，天气暖了，该苏醒了吧。这也是一个阳升而养的过程。记住切莫矫枉过正哦！只要捂到不在风中哆嗦即可，而绝非要捂到大汗淋漓的程度。

具体捂法，古书里有详细解释呢？

如《千金要方》中，主张春时衣着宜"下厚上薄"；《老老恒言》亦云："春冻半泮，下体宁过于暖，上体无妨略减，所以养阳之生气"。

换成大白话的意思呢？就是说：春天，下半身保暖比较重要，上半身因阳气升发之故，可以略略松懈。

旁白一句，《黄帝内经》中关于"春三月……披发缓行"也印证了阳气向上之象。

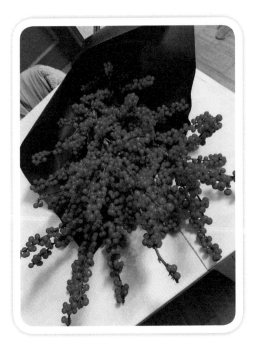

那么，以上说法是否代表了：在春天，无论如何都得捂着等阳升呢？

若是这样，那您就又钻了牛角尖了。

农历三月一到，春的气息已逐渐充斥自然界的角角落落。这时候的阳气早已不是冬天里需要捂着、护着的小苗苗了。假如还一味捂着，就是娇惯了，过犹不及，这哪里还是养阳，分明是耗阳了不是？

另外，捂过度了肝气就宣泄不得，而春天原本肝气最盛，内郁化火，或焦虑，或发狂，便从情志影响到心性，故而春天就变成了抑郁症等精神疾病的高发阶段。

所以我说，春天也不能一味捂。这个道理您算是明白了吧？

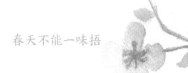

再教您一招"围魏救赵"。

我们可以通过疏散心火来间接去泄肝火。此谓泄其子以虚其母。除了常饮玫瑰花瓣茶，还可以通过按摩手上的多条关于心的经络，并着重相关经络的补泻，同时多活动手以助于疏泄肝火。

乐 春 吟

宋·邵 雍

四时唯爱春，春更家春分。

有暖温存物，无寒著莫人。

好花方蓓蕾，美酒正轻醇。

安乐窝中客，如何不半醺。

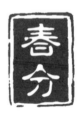

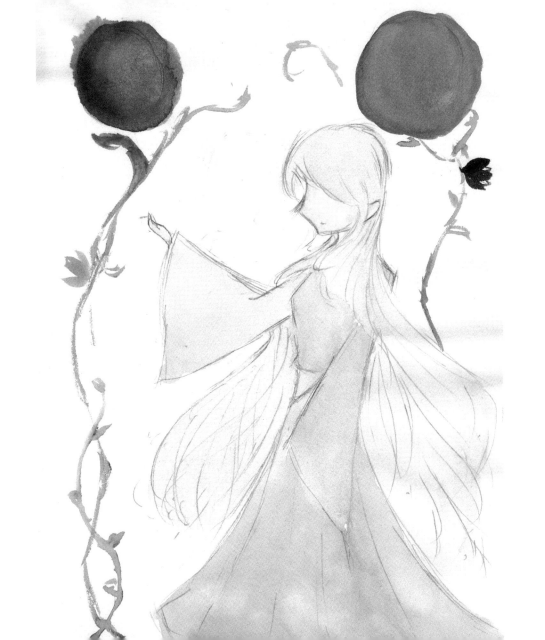

《月令七十二候集解》："二月中，分者半也，此当九十日之半，故谓之分"。

《春秋繁露·阴阳出入上下篇》亦云："春分者，阴阳相半也，故昼夜均而寒暑平。"春分的意义，既指这一天均分昼夜，更是指将立春至立夏的整个春季平分两半。因而，这个"分"也有平衡的意思。惊蛰之后，春分开始，"风雷送暖季中春，桃柳着妆日焕新"。白天越来越长了，真正美好的春天到来了。

春分时，虽阳气逐升，机体依旧肝气偏旺，肾气相对不足。气温回暖过程中，毛孔发散，腠理疏松，而春雨又走走停停，一旦有风寒入侵，阳气就会受困导致脏腑经脉气血失于调和，甚者引起周身疼痛。所以这个阶段养生注重"御邪"二字，切不可太过放纵而忽视"倒春寒"的影响。"避风如避箭"这句话，须铭记在心。

春分这个节点，正是欧阳修所说的"雨霁风光，春分天气，千花百卉争明媚"。这是一年当中最美丽的节气，却也是春心扰伤，姑娘思春的时节，谨防忧虑过度伤情又伤身哦。尤应注意保持人体的阴平阳秘，以达成机体内外的平衡状态，"调其阴阳，不足则补，有余则泻"。

归纳一个总原则：不要刻意约束，更勿特别加速！

再讲明白些，就是该吃时吃、该喝时喝、该睡时睡……

心中多些清净、善良，过简单的生活，心情自然会快乐起来；时不时再找找别人对自己的好，肝气一下子就舒畅了……一切顺其自然，才是最好的养生。

春分时正值仲春，人体肝气偏旺，肾气相对不足。此时饮食就宜"戒酸增辛"

以助肾补肝喽。春分时节宜清补不宜浊补，尤其春应于肝，更需注意协调肝的阴阳平衡。可以多吃绿色应季蔬菜，包括荠菜、马兰头等野菜，民俗曰"春分吃春菜"，有助于人体应时知节，与自然相融合。

《黄帝内经》说要"食岁谷"，意思就是要吃时令食物。

春天里所有的植物都生发出新鲜的嫩芽，这里的春芽儿野菜，特指荠菜，您得抓紧喽，这芽儿转眼就老了。

现代医学检测：荠菜，含有乙酰胆碱，谷甾醇和季胺化合物，不仅可以降低血液及肝里胆固醇和甘油三酯的含量，而且还有降血压的作用。所以，体检时不少人查出"胆固醇高""甘油三酯高"，就特别适合春季吃点荠菜。此外，荠菜中还含有丰富的维生素 B_2、维生素 C、胡萝卜素、叶绿素等营养成分，具有利尿、解热、止血、明目等养生功效。荠菜中所含的二硫酚硫酮，具有抗癌作用。荠菜还含有丰富的维生素 C，可防止硝酸盐和亚硝酸盐在消化道中转变成致癌物质亚硝胺，可预防胃癌和食管癌。荠菜含有大量的粗纤维，食用后可增强大肠蠕动，促进排泄，从而增进新陈代谢，有助于防治高血压、冠心病、肥胖症、糖尿病、肠癌及痔疮等。荠菜含有丰富的胡萝卜素，因胡萝卜素为维生素 A 原，所以是治疗干眼病（眼干燥症）、夜盲症的良好食物。

而传统中医认为，荠菜味甘性平偏凉，入肝、肺、脾经。具和脾、清热、利水、消肿、平肝等功效，正对应消除春雨霏霏而致肝气不舒的积热。而荠菜色绿，入肝经，正对节令。

养生荠菜汤

【原材料】荠菜 300 克。

【调味料】油、盐少许。

【做法】荠菜切成 2 厘米小段，煮沸 1 000 克水，放入少许油、盐和荠菜，水开后 1 分钟即可。

【功效】荠菜鲜美，用白水煮恰能充分领略其清香味，更凸显其"菜中甘草"之美誉。假若配之以鸡蛋或紫菜，其味更佳。

必须很负责任地提醒您：所谓便溏者、体质虚寒者，慎用荠菜。

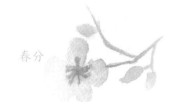

宜灸曲池穴。在肘臂屈曲时，肘横纹端凹陷处。

曲，弯曲。《说文解字》："像器曲受物之形。"池，水之停聚处。《广韵》："停水曰池。"《礼记·礼运》："城郭沟池以为固。"曲池，从其字面意思理解为曲折回绕的水池。"曲"字有两层含义，第一，此穴在肘部，有弯曲的意思；第二，根据"木曰曲直"的理论，木郁则曲，木疏则直，木郁则风动。本穴用"曲"字命名，说明有疏风解郁的作用，在《千金翼》中曰："隐疹，灸曲池二穴，随年壮神良。"《医宗金鉴》有曰："主治中风，手挛筋急，瘫风疟疾，先寒后热等症。"《千金方》中说："耳痛。举体痛痒如虫噬，痒而搔之，皮便脱落作疮，灸曲池二穴，随年壮，发即灸之神良。"从这些叙述中可以看出，曲池穴是治疗风证的重要穴位，包括内风、外风。而祛风的手法多选用灸法为主，是因为手阳明大肠经以降为顺，阳降于阴。阳降则在外清爽，在内温暖。灸法可以助其经气的升降疏通。木寒则郁且曲，木温则成且直，曲则风动，直则风息。因此祛风以温散解郁为主要方法，这里就使用灸法祛风。

春分宜灸曲池，迎春风，祛邪风。

另外，脐蒸法在今天也可以灸神阙，宜在未时（下午1点至3点）灸。

寒　食

唐·韦应物

晴明寒食好，春园百卉开。

彩绳拂花去，轻球度阁来。

长歌送落日，缓吹逐残杯。

非关无烛罢，良为羁思催。

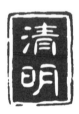

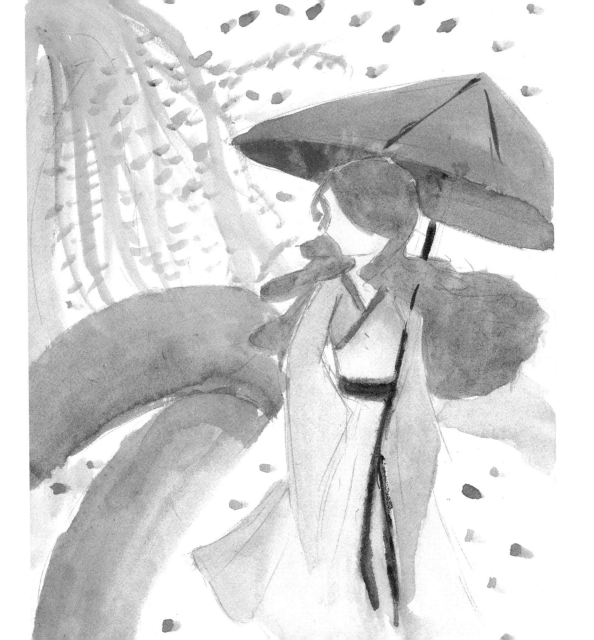

清明节，二十四节气中的第五个节气，已到季春，隐约可闻到夏的气息。缘自晋文公为纪念名士介子推而设寒食节的后一天，是祭祖扫墓的大日子，也是春季一个尤为重要的节气。

《岁时百问》曰："万物生长此时，皆清洁而明净。故谓之清明。"天地间万花怒放、姹紫嫣红，而随着繁盛花期后的逐渐式微，就该是惜春时节了。

在八卦中，此时为夬卦，卦象中五阳一阴，阳气已十分充足。阳已上升到五爻，天地间只有一点阴气残余，现在的阳气正是最充足的时期，天地间充满了新生，到处欣欣向荣，自然界天清气爽，这也是"清明"节气的命名由来。

肝脏在此时仍处于极其旺盛的状态中。肝属木，木生火，火为心，所以在此节气中心火会过于旺盛，特别是患有高血压的中老年人，由于情绪波动较大，寝食难安，极易造成血压升高，威胁到健康。

另外，清明节气，经常阴雨连绵，人们的精神状态，也会因之显得比平时低落。这样就容易导致肝气不得疏泄，郁结于内，引起一些对健康不利的后果，更有甚者会引发长期的抑郁。

人间四月芳菲尽，山寺桃花始盛开。

清明因其风，其风在八卦属巽（此处是指风的属性，而之前说的夬卦是指清明时节的自然界特征），其性绳直，清香而明洁。故万物齐整清明，适合出游。此时已到暮春，虽依旧繁花争艳，也应当是惜春时刻了。

正可谓"草树知春不久归，百般红紫斗芳菲。杨花榆荚无才思，唯解漫天作雪

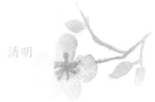

飞"。(韩愈《晚春》)

转眼将入三月，而农历三月为病月，此时"卧而善惊，不能酣恬"。加之清明时节雨纷纷，人随天变，清明又原是追思缅怀的民俗，难免对人有结郁成瘀的影响，易肝气郁结。而肝与春相应，所以此时宜舒肝保肝，以防肝气太过，伤及心气。到了夏天心火不足，这个时候，寒气就要来作祟了。此可谓，"逆春气，养长者少"。

归到养生法则，就应以疏肝理气、养阴柔肝为主。配合食养，此时进补已极不合时令，反宜用清热凉血食材来帮助疏泄。

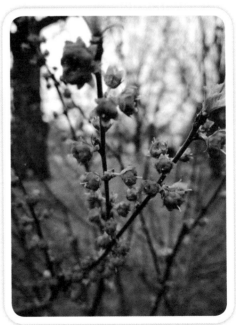

其实，祖训此时应踏青郊游，除了诗与情怀，更有口腹之求啊。

干吗呢？挖野菜去呗。

天地间除了暮春时繁花争艳的最后胜景，更有许多充满春生能量的美味野菜哦，这是大自然最美味的馈赠，不仅满足口欲，更能滋养身体。偷偷告诉您，野菜我就专找苦菊、苋菜或者马齿苋去挖。

这个时候去郊外挖野菜，有散郁、化瘀的作用。既是踏青，满眼春绿可以养目怡神，又可以和大自然亲密接触，舒缓一下体内郁结。自古清明时节，就有踏青、荡秋千等民俗。话说脾若健运必须小劳，在此天清地明之际，何不走到野外去，欢快地荡起秋千，尽情享受春季最美也是最后的胜景。挖野菜本身可以活络筋骨，挖出的野菜吃下去又可以明目清热，内外相合，顺应天时。

清明时节，肝气很旺，不适合再进补，否则便是火上浇油。有高血压的朋友要格外注意，尤其是老人家，容易出现头疼、晕眩症状。

相反这个时候，是排毒减负，并清除体内冬藏"垃圾"，最易产生成效的关键时刻，愿大家能好好借用天地之气，清除体内火气和脂肪，实现身体内环境的天清地明。

推荐清明一道排毒灭火菜：苦菊拌苋菜。

苦菊就是蒲公英的幼苗，能清热祛肝火，有抗菌、解热、消炎、明目等作用。苋菜能清热利湿，祛心肺的热火。这两样菜搭到一起，能清热解毒、通利大便，还能去肠胃的火气。这样一个小凉菜就能祛三样火，还能清热减肥、养颜明目。

这道菜做起来也很简单：苋菜放入沸水中焯一下捞出来，苦菊直接洗干净，将这两样用调料拌匀，一个爽口的"排毒减肥灭火菜"就完成了。

注意：三种人不太适合吃，一是脾胃虚寒，吃点凉东西就难受的人；二是长期拉肚子的人；三是孕妇。

除此以外，凡是有各种上火症状的朋友，例如口臭、痤疮、便秘、脾气暴、烦躁、燥热、痔疮等，都适合吃。

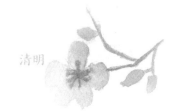

宜灸丰隆穴。位于小腿前方肌肉高大、丰满处。

丰，丰满。《诗·小雅·广言》："丰，豊也。"《诗·郑风·丰》："子之丰兮。"传："丰，豊满也。"隆，隆盛。《说文解字》："隆，丰大也。"又有高的意思。如《史记·高祖纪》："隆准而龙颜"。

在古代，丰隆是雷和云的意思。屈原《离骚》云："吾令丰隆乘云兮，求宓妃之所在。"《淮南·天文》："季春三月，丰隆乃出。"张衡《思玄赋》言："丰隆轩其震霆兮，列缺哗其照夜。"注："丰隆，雷也。雷为土气，阴阳迫动，回生万物者也。"故雷神名丰隆。另外，《楚辞·九章》："遇丰隆而不将。"注："丰隆，云师。"张揖《广雅·释天》曰："云师，谓之丰隆"。

俗话说"平地起惊雷"，就像本穴在人体的下肢，好比雷起于地下。此穴位属于胃经，又是和脾经连通的络穴。众所周知，脾胃皆属于土，此穴也象征着地气升发，主人体气机的升降，对应自然界就是，地气上升为云，天气下降为雨。

本穴是化痰的要穴，治疗胸膈痰滞、头困沉昏。中医认为，一切头脑不清，如云雾蒙蔽的样子，就像现在的雾霾天，阴沉沉的，就是因为天空中的阳气失去规律，导致阴气弥漫，人体的小宇宙也是如此。这个时候，就要借下面（地面）的阳气，也就是惊雷，来消散天空的荫翳。运用丰隆穴的云雷之意，来祛除人体头部或胸中的痰浊，还人体一个清清爽爽、透亮彻底的环境。

有报道说，丰隆穴除了化痰，还能够丰胸，大概是取其字面的含义吧。

清明灸丰隆，还人体透亮清澈。

对 客

宋·黄 庚

窗不籥灯坐，相看白发新。

共谈为客事，同是异乡人。

诗写梅翁月，茶煎谷雨春。

明朝愁远别，离思欲沾巾。

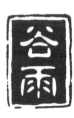

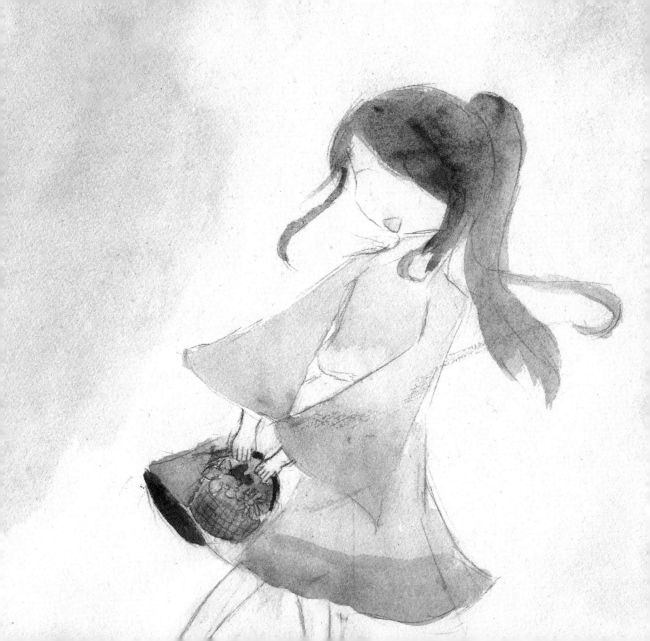

谷雨谷雨，播谷降雨。就是播种时节到了。

也有说仓颉造字后，功德感天，玉皇大帝便赐人间一场谷子雨，以慰劳圣功，也就是现在的"谷雨"节气，春季的最后一个节气。顾名思义，谷雨就是"雨生百谷"的意思，此时寒潮基本断绝，气候渐暖，地下湿润之气随雷而出，雨量开始增多。但此时的降雨，常常是"蜀天常夜雨，江槛已朝晴"的巴山夜雨。这种夜雨昼晴的天气，当真润物细无声。鸟弄桐花，雨翻浮萍，狼藉残红将消逝，春天已是尾声。

谷雨时期，阳气增，温化作用变强。气温升高伴随雨量增多，虽仍满眼翠绿，但自然界的湿气已开始增多，"湿疹"成为多发之症。故健脾祛湿实为本阶段养生原则。

自谷雨时节始，肝气渐伏，心气逐渐旺盛，春末脾胃的运化输布功能也强健起来，从而使消化功能处于旺盛的状态，有利于营养的吸收。对于平素熬夜、用脑过度而导致肝阴亏虚的朋友，此时正是调整肝肾亚健康的大好时机。

因此饮食方面应适当进饮一些清热解毒，养血润燥的食物。

这里就推荐您在这个节气中可不吝多食之美物：桑葚。

"殷红莫问何因染，桑果铺成满地诗。"（《七绝三首·桑葚》）

每见桑葚，必想起鲁迅在"百草园"中所体味的那小小的、紫红色的果实，给童年的他带去不少乐趣！

记得小时候，弄堂口也有粗壮高高的桑葚树，没有人打理，于是铆足干劲地往上蹿，小伙伴们只能仰脖子看，小小果实密密簇着，踮脚也够不着。眨眼间，它就成熟了，每到清明过后的每一场雨后，地上尽是一滩滩被风雨刮落地上的桑葚子渍

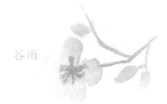

　　了，想必那已是熟透而香甜的吧。

　　桑葚滋肝肾，充血液，祛风湿，健步履，息虚风，清虚火……（《随息居饮食谱》）

　　清代大医李中梓曾夸述其能：开关窍，利血脉，安神魂，黑须发，明耳目。归肝、膀胱经。誉葚为桑英，有裨益之功。

　　中医讲究顺其自然，又精食养，而当令食物自有其奥妙所在。所以在合适的时候吃合适的东西就有事半功倍之效，反之，就有可能病从口入了！

　　俗话说：春吃甘，脾平安。

　　为什么？但凡有些中医小常识，都知道甘味属土，而土地孕养万物，所以甘味正是人体主要的营养来源。

　　甘为土，土应四季之气，中医有云："土旺于四季之末"。而土生金，肺属金，故食甘味又对肺特别好，润肺又滋阴。肺统管人体一身之气，所以说甘味食物有补中益气功效。

　　但是，春季食甘，切忌过甜，矫枉过正，反而伤脾（尤其是脾弱的人群）。饮食过甜，甚至会伤肾。为什么？土克水，水又属肾，土过旺势必压制肾水，于是肾亏虚后甚至颈椎、腰椎病也接踵而来。

　　所以尤其当下食甘，应加一点酸，酸甘化阴，就具有滋阴功效。

谷雨节气后，夏将至，万物也由始生走向阳气最充足的阶段，中医理论强调持中，此时滋阴实属首要，故此阶段宜食酸甜。

于是，这紫红的小桑果儿就粉墨登场而"拯救大众"来了！

且不论此药性，单那清甜略酸，嚼来又咯吱有趣的口感，就让您心有期待了吧。

桑葚果的成熟期极短，儿时每年总觉得没尝到几颗就已经再不见踪影了。切告各位须及时下手为要。

于此推荐桑葚膏做法，且让桑葚的香甜留存得久一些吧。

桑葚膏

【处方】鲜桑葚 1 000 克，蜂蜜 300 克。

【制法】将桑葚煎煮 2 次，取煎液 1 000 克，文火浓缩，以稠粘为度，加新鲜蜂蜜 300 克，再煮一沸，停火冷却即可装瓶。

【用法用量】每服 20 克，温水送服，每日 2～3 次。

【功能主治】滋阴养血，润肠通便。适用于血虚津枯的便秘，特别对老年体虚、气血虚亏者久服有良效。

但是，脾胃虚寒腹泻者，仍须慎用哦。

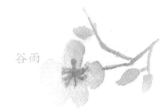

宜灸足三里。如雷贯耳的鼎鼎大名穴位。

足者，《说文解字》："人之足也。"三者，《说文解字》："三，天地人之道也。谓以阳之一合阴之二，次第重之，其数三也。"里者，《说文解字》："居也"。

关于足三里的穴名有很多解释，一般来说是指外膝眼下三寸。《素问·针解篇》："所谓三里者，下膝三寸也。"《灵枢·本输》："入于下陵，下陵者膝下三寸、胻外三里也。"杨上善曰："人膝如陵。陵下三寸，一寸为一里也。"还有一种说法是因为扎了足三里，可以补脾胃后天之气，增加体力，人可以步行三里路，因此而得名。就穴名本身来看，这个"三"字应该与天地人三才有关，此穴可以说是集天地人三气于一身。而"里"字有中、内的意思，指人体的中焦枢纽。"足"是指在下肢，与之对应的还有手三里穴，四肢中上肢为阳，下肢为阴，阳主外，阴主内，所以足为经脉之根。故而足三里应该包括了天地之气交，即所谓"地气上为云，天气下为雨"，还有中焦枢纽脾胃，后天根本的意思。

足三里有调理胃气升降的作用，《难经》云："合主逆气而泄。"当胃气逆于上，本穴可降胃气；当胃气虚寒不能腐熟水谷，足三里可健脾助消化。通常人们把足三里看作是保健穴和强壮穴，其主要作用是加强中焦运化功能。人的健康与否，和中焦脾胃有莫大关系，古人云："有胃气生，无胃气死。"就是这道理。所以适当刺激该穴对健康是有帮助的。邻国日本，就崇尚艾灸足三里。

谷雨灸足三里，"实其腹"，为夏天的来临做准备。

漫漫长夏好好过——风动篇

　　按理说，江南雨季怎么也得再等几日，可是这雨的性子急，大雨小雨赶在了芒种前，怪道朋友说：乌苏得被头高头要长蘑菇了（沪语：潮湿得被子上面要长蘑菇了）。

　　鼻子里仿佛也堵着水霉汽，连带压着空气都是潮湿浓重的。"湿重风不起"，这个八风不动，可着实让人不太爽利啊。真巴不得阵阵风起，赶紧吹走浓浓的湿意吧。

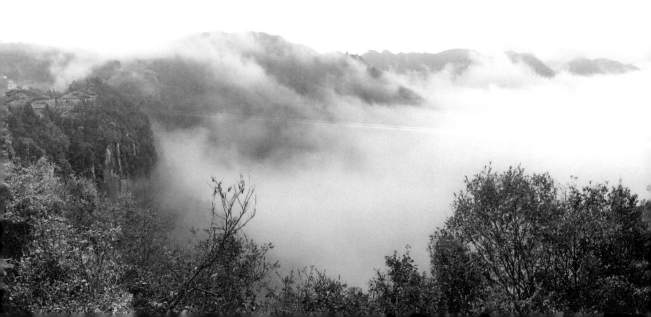

您别说，中医还真就讲"风能胜湿"，下面，咱就讨论一下如何把这个风"吹"起来吧！

通过拍打，就能把风动起来。

五脏之邪喜欢藏匿于人体的大关节处，通常，肺心有邪，其气留于两腋；肝有邪，其气留于两肘；脾有邪，其气留于两髀；肾有邪，其气留于两腘。中医称此八处关节为"八虚"。通过拍打八窝，打开了身体藏污纳垢的暗门，让经脉、气血流动起来，循环往复生生不息，仿似体内升起一阵"好风"，驱赶湿邪，使之无处可留无法堆积，只能落荒而逃。

众知脾为后天之本，主运化水谷精微，为人身气血生化之源，又称"仓廪之官"。

试想假如脾胃运化不好，湿气一重，更会压制脾胃动不了，岂不成了名副其实的"生痰之器"了？

此时呐，亟须鼓一阵风，把痰湿给吹跑。

风从何而来？

——动则生风呐！

所以说，揉腹很重要。每晨醒来，平心静气躺片刻，双手交叠，以神阙（肚脐眼）为中心，顺时针、逆时针各 200 记。假如用指腹探按任脉，不少人会发现有小硬块，按下会有钝痛，中医叫这为"痞"，是气的流通不畅所致，这也是经络的"挡道石"，而湿重淤积正是"生石"诱因之一。

于是坚持每日揉按，犹如腹中鼓起持续而恒力的清风，把挡道的痞块、湿邪统统吹跑！

大家一定会问：风力够不够呢？

别着急，中脘、神阙、足三里，时时灸一下，风能肯定就够了！

假如您有吃清淡温软食物的好习惯，那这股清风一定更能强壮脾胃，脾胃的功能强大了，好像风车徐徐之下，焉有储湿藏邪所在呢？

您知道吗？夏季尤其要避寒！高温之时，去往阴凉之地确实够吸引人，但您须知贪凉一时，体内就需要分化自身正气来维持体温，正气弱了，极易被湿所缠累，加上自然界湿重的影响，继而转为湿热甚或热毒，潴留在体内作祟，这个时候，就需要热风习习了。

接下来告诉您一个"火上浇油"的起风好方法，相信您会很欣喜，那就是——吃火锅！

现如今，无辣不欢的小伙伴实在是太多太多了。这可能跟您体内阳气少、湿气重，大有干系！辛味，实际上已包含麻、辣、辛香等味道，可以帮助发散、行气、活血、化瘀，促进气血流通，所以我就称其为"热风"。

辛味属阳，是帮助上升发散的（像风一样），又属金，其味入肺，能帮助肺气祛除表邪，不使外邪入里作怪。好一阵热风习习！

为什么夏季尤适食辛味？单从表象看：夏热炎炎，再加食辛，会否"火上浇油"呢？

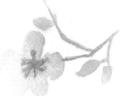

答案是——正常人夏季宜食辛味！

作用如下。

其一，夏季人体毛孔张开，极易感受外邪，辛为阳金，是帮助上升发散的。同时，其味入肺，能帮助肺气祛除表邪，不使外邪入里作怪。"三伏天"治病也是运用阳金向上收散的道理，驱散邪气。

其二，夏季阳气外浮，脾胃反而虚寒，若食辛辣，不仅开胃健脾，还能补益阳气，正可弥补夏季出汗太多而引发的"失阳"反应。

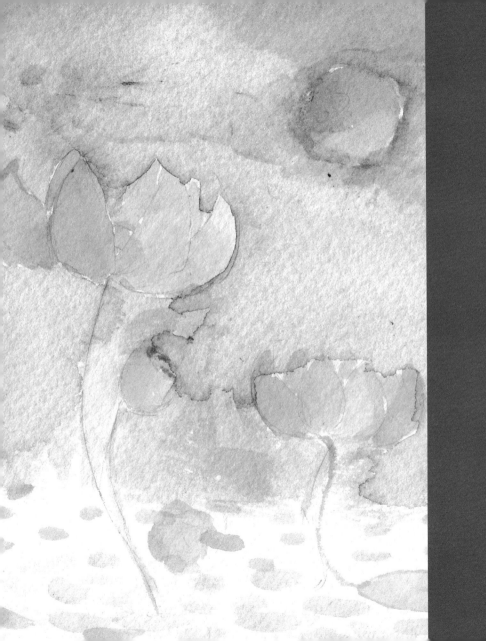

夏

初夏即事十二解·其四

宋·杨万里

从教节序暗相催，

历日尘生懒看来。

却是石榴知立夏，

年年此日一花开。

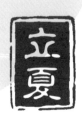

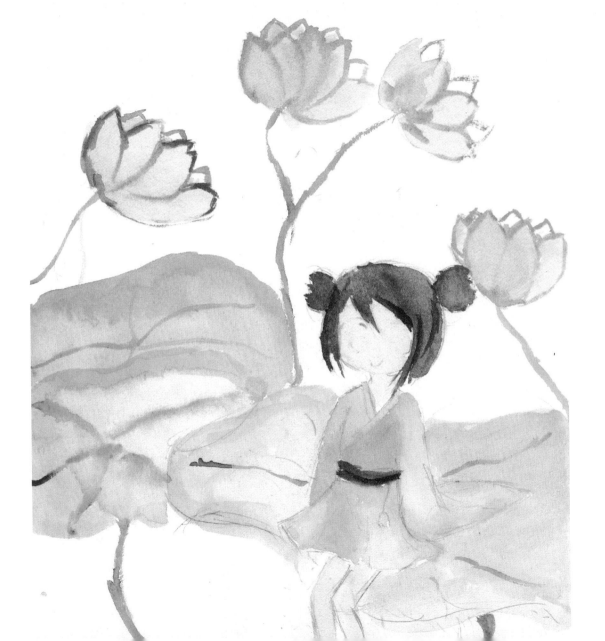

夏

立夏，夏季的第一个节气，表示孟夏时节的正式开始，万物至此皆长大，故名立夏。

立夏为四月节。"立"字解见"立春"。"夏"则通假。《庄子》云："生者假借也。"假之而生。生在假借之中，原本虚幻。物至此时皆假，大也。因此也可以说，立夏后，万物放任生长，因着假而使万物狂妄而不顾一切地长大，此谓蕃秀，也是为了秋季肃杀做准备，这就是天地间的自然法则。所以，立夏是进入旺季生长的一个很重要的节气。

农历四月为余月，是最早的辞书《尔雅》的称谓。清代著名学者郝懿行（1757—1825）的解释是，因为四月万物都生了枝叶，所以称宽余、有余。余也是舒展。用在节气里指万事万物至此开始充足宽裕。

立夏时节，自然界的变化是阳气渐长，阴气渐弱。中医认为夏气通心，有利于心脏的生理活动，人在与节气相交之时应顺之，故立夏对于养心是个好的时机。

其实，在整个夏季的养生中都要注重对心脏的特别养护。《医学源流论》曰："心为一身之主，脏腑百骸皆听命于心，故为君主。心藏神，故为神明之用。"在中医文献中对心解释为血肉之心和神明之心。

血肉之心，即指实质性的心脏；神明心，是指接受和反映外界事物，进行意识、思维、情志等活动的功能。

明代李梴所著的《医学入门》曰："血肉之心形如未开莲花，居肺下肝上是也。神明之心……主宰万事万物，虚灵不昧是也。"犹如道家所指形而下与形而上，物质与精神，此时尤须兼养！

所谓春夏养阳，说明就宜在此时节借天地之阳气，来达到祛病养生的目的。

在饮食原则上，应增辛减苦以养肺，补肾助肝，降心火，调养胃气，保证身体健康。

在立夏这天应该吃咸鸭蛋，众人可能知道这一习俗，但其背后之所以然，恐怕就不知多少了。

先说鸭蛋味甘、咸，性寒凉（惟腌透者，煮食可口，且能愈泻痢），入肺经、脾经。有滋阴清热、生津益胃，且补虚劳、滋阴养血的功效。

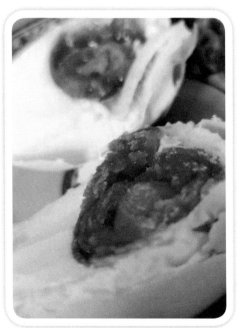

清代汪绂《医林纂要》言其：补心清肺，止热嗽，治喉痛。百沸汤冲食，能清肺火，解阳明结热。可见鸭蛋能清肺火。而盐是至阴之物，补肾，兼具引火下行、润燥祛风、清热渗湿功效。

当鸭蛋用盐腌透后，就更能祛虚火而滋肾阴。立夏时节，暑热刚起，清清虚火，才是新开端。

尤其针对平时怕热、易渴、盗汗的阴

夏

虚火旺体质，夏季宜始，适当多食咸鸭蛋，果然是一味养阴降火的"美味药"啊。

咸鸭蛋的蛋黄，为阴之阳，虽说有胆固醇高一说，但在夏季，对应补心养阳。以蛋之心，补人之心。以形补形，古人的智慧无处不在。

故而大家吃点咸鸭蛋，针对食积、咳嗽和湿疹，也会有调理作用哦。

记得小时候，立夏这一天，几乎每个小朋友胸口都挂着五颜六色的小网袋，里头兜了个青皮咸鸭蛋，蹦蹦跳跳上学去，小家伙们先是互比蛋网的美丽、鸭蛋的大小，甚或谁的蛋清谁的蛋白，其后就是斗蛋了，无论坚而不摧抑或支离破碎，都玩得欢乐无穷。一圈耍下来，赢者输者，挤一堆把流着油黄的咸鸭蛋吃完了，高高兴兴回家去，多么令人怀念的童年。

儿童多属纯阳之体，立夏了，吃些咸鸭蛋更能清热强体，安稳地渡过一个夏季。

所以，就有民间传说这是女娲娘娘立下的规矩呢——但凡小娃娃挂了咸鸭蛋，就不会疰夏了。

但是，咸鸭蛋性寒凉，对于脾胃虚寒的体质，又如何来满足口腹之欲呢？

可以将鸡蛋2枚和咸鸭蛋1枚打散搅匀，放若干姜末，于油锅内炒熟，装盘前拌入少许陈醋，味尤佳。其中姜性温热，正好纠鸭蛋寒凉之偏，使之寒热均衡，相得益彰。

况且鸭蛋中各种矿物质的总量超过鸡蛋很多，特别是人体之中迫切需的铁和钙，在咸鸭蛋中更是蕴含丰富，同菠菜一起炒，还能预防贫血。

宜灸太白穴。位于足内侧缘，当足大趾本节（第一跖趾关节）后下方。

太，代表原始和初始的意思，也就是脏腑精气的源头。白者，《说文解字》："西方色也。阴用事，物色白。从人合二。二，阴数。出者阳也，入者阴也"。

太白原本是金星的意思，位于地球绕太阳公转的轨道内，是地内行星，故金星有时候是东方晨星，有时候是西方昏星。《诗经·小雅·大东》有云："东有启明，西有长庚。"我国古代称金星为"太白"，《石氏星经》曰："太白者，大而能白，故曰太白。"古人观天象，认为太白是兵象，有平定内乱，匡复正统之意。对于人体，疾病初期，元气尚足，可以运用本穴，治疗阴寒的急症。犹如用兵平暴，清除变乱。"太白"穴，也是根据此功效来命名。

太白，也是山的名字，即终南山。究其因穴位的位置在高大突起的第一跖骨小头后方，骨高肉白，故形象比拟，以太白山的名称来命名。

另外，《淮南·墬形》："西方金也，其神名太白。"本穴为脾土之经络，属土。土生金，表示金气至此已经明显看得见，如夜空中的星星一般。之前也说过，太白穴有用兵平乱的功效，所以属性与金关系很大，太白穴对应色白，偏于益气滋阴。所以本穴的功能除了健脾利湿，主治脾气虚，还对补肺气，润肺阴有帮助，有报道说治疗咳嗽效果也好。

立夏灸太白，健脾祛湿最勇猛。

脐蒸法也可以灸神阙，宜在辰时（上午 7 点至 9 点）灸。

漫漫长夏好好过——养阳篇

　　农历四月为余月，天地间万物也借着光照而茁壮成长，逐渐走向极盛。

　　农历四月对应《周易》之乾卦——天行健，君子以自强不息。此为纯阳之卦，色为大赤，火气旺则方兴，而阳气过旺易亢。加上万物在此逐渐壮大的过程中，也需要消耗阳气，因而在夏季养阳愈发刻不容缓。

　　那如何养阳呢？

　　相对而言，中国文化比较随性而崇尚自然，这从古人的诗句中可见端倪：比如管仲就曾以"霭然若夏之静云"（《管子·侈靡》）来形容夏季以静养阳。此类诗句俯首可拾，由此可见，起居中最基本的养阳法则就是要——安静。

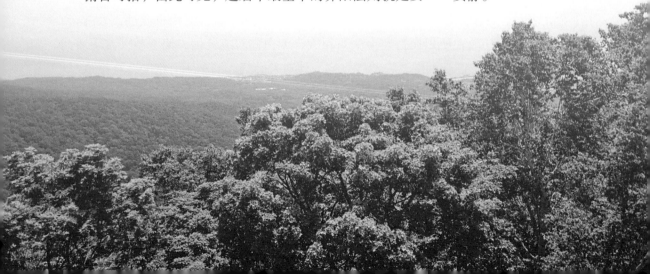

静则阳生，与天地节奏同步，显现或稍微展露一下自身本来俱有，却被世俗劳作屏蔽的内心。

静养可以息心，可以宁神，可以作忘机……如此，方能真正的自强不息！

饮食方面，孙思邈早已告诫我们："是月肝脏已病，心脏渐壮，宜增酸减苦，以补肾助肝，调养胃气。"

意思是说，从现在开始，肝气势弱，心火越来越旺。酸味则入肝经，而肝与心为母子关系，如此则子盗母气，所以我们就要适当吃点酸味食物来强健肝气，扶肝木而抑心火。

传统中医理论的五运六气中，二之气，有火兼燥，宜伤阴津。实宜用酸味敛之，甘味和之。

加了乌梅汁的玫瑰花酱，酸甘化阴，的确是不二之选哦。

让我们回到千年不变的养生主题，谈谈最简单靠谱的养阳方法，相信您已猜到了——对，就是艾灸！

说到艾灸，请务必容我再聒噪几句，艾是纯阳之药，性温热，遇火后药性可直达血脉与十二经络，气血运行加速后，可以解决经络瘀滞，并祛除足三阴经的一切湿寒，从而温暖下焦。

当下焦气血充足了，才能确保肾经满足，而肾为先天之本，是正气的源头。只有正气足了，阳气升起来，邪就不敢来犯，才能延缓衰老，真正做到益寿延年甚或返老还童！

另外，夏季万物壮大，从外看是枝繁茂盛、欣欣向荣，可是要维护这一切表象的内里却是在逐渐亏耗着，而艾灸性热，此时借艾灸的纯阳性热，正好补损驱邪。这才是防微杜渐的养阳方法啊。

您知道，天道的运行是最健朗的，有智慧的人，通过顺应天地间的这种规律，使自己变得强壮，生生不息。

所以说，人生于天地之间，当然应该顺天而行（也叫顺其自然），而不是让您埋头苦干着"咬定青山不放松"，这是死磕，身体非出毛病不可。这就当真误会了"天行健，君子以自强不息"的真义了。

劝君趁此夏云尚未盛起的茶烟香漫中，尽情享受大自然美妙的落红渐绿吧！

题破山寺后禅院

唐·常建

清晨入古寺，初日照高林。

曲径通幽处，禅房花木深。

山光悦鸟性，潭影空人心。

万籁此俱寂，惟余钟磬音。

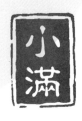

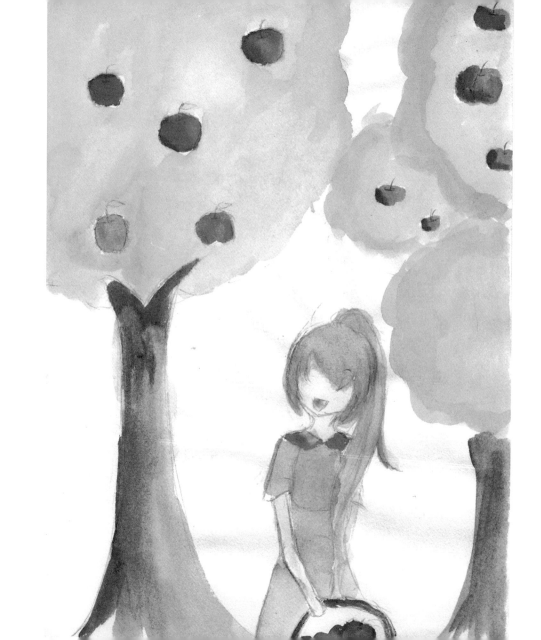

孟夏，小满节气了，虽说"晴日暖风生麦气，绿荫幽草胜花时"（王安石《初夏即事》），但此时麦子尚未饱熟，也只得闻闻麦气喽。

顾名思义，"小"就是稍微的意思，"满"是饱满的意思。时值小满，地面上的阳热之气趋于丰满起来，夏熟作物的籽粒也开始灌浆饱满。小满者，物至于此，小得盈满。阳气极则阴气萌生，此时的阴阳关系已悄悄转变，阴气起盛则万物方能成熟。"小满暖洋洋，不热也不凉"，其关注点不在气，而在物。所以小满是一个最"接地气"的节气。

这个阶段，气温已明显升高，但早晚温差还是较大，雷雨增多。小满节气若雷雨不多，农作物就要出事！

正如前所述，小满时节，阳气升腾于上，地表之上的暑气开始愈发强盛，而地表之下的阳根之气则明显减少，所谓"地面之际阳热小满时，正是地面之下阳热大虚时。"（彭子益《圆运动的古中医学》）此际的湿邪极易乘虚而入，湿疹、诱发胸椎错位、膝关节炎等关节疾病多见。所以，养生方面要做好"养阳驱邪"。总之，一切的一切，均跟体内湿气淤堵有关。

《黄帝内经》有云："诸湿肿满，皆属于脾。"而脾主运湿，若脾胃功能强大，就能把多余的湿气运化出去。所以，此时养生的重点就应该放在如何健脾祛湿与养阳驱邪上了。

夏

这个时候，桂荏该要登场了。

桂荏，《尔雅》谓之紫苏。《本草经义》讲紫苏"为发生之物，辛温能散"。

夏天吃紫苏，可以借助紫苏开散的功能，给阳气鼓鼓劲，赶走我们体内的浊气和湿邪。

此外，紫苏还有理气和中的功效。有时候我们会因为气机不畅而感到胸口总被什么东西堵着，这个时候吃一点紫苏，打几个嗝把体内的浊气疏散出去，人就会舒畅很多了。

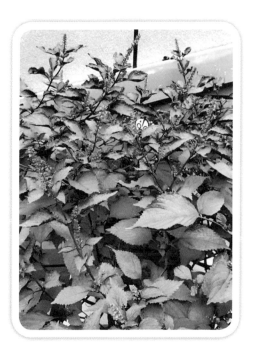

《备急千金要方》中，孙思邈谓紫苏：味辛，性微温，无毒，下气，除寒中。

清代名医王孟英也推尚此时宜食紫苏，谓其能和中开胃，并化食散风寒。

推荐您将鲜紫苏叶用开水烫过后，切成段，略加薄盐、酱油、醋及麻油，拌匀即成。爽脆鲜香，别看桂荏紫的青的长一大片，它可不好欺负，味重而无病虫害，长得蓬勃又无公害。

故而用紫苏叶煮鸡蛋，能治伤风感冒，信吗？

前面讲紫苏"为发生之物，辛温能散"。可是大家也知道，盛夏将至，光一味发散可不行，万事万物若想完美，守中方为王道，故而咱也得适当敛敛阴对不！这个时候啥果子最敛阴？——青梅。

青梅味酸甘，有"酸甘化阴"的功效，能很快地补足我们身体的阴津。我们吃梅子的时候，会感觉口水大量往外冒，所以曹操就有了个"望梅止渴"的典故出来。

这里，王孟英[1]又来教育您了，他说："小满时的青梅最是肥脆而不带苦。味酸，性温。生时宜蘸盐食，温胆生津，孕妇多嗜之。食梅齿齼时，嚼胡桃肉能解之。

连吃过了伤牙的治法都教您了。

梅子的酸味还具收敛作用。我们吃酸味很重的食物时，会不由自主地把脖子缩起来，脸也会皱成一团，有没有？这难道不正反映了众所周知的酸味有"收敛""起皱褶"的作用么？所以，梅子在滋生津液的同时，还因其收涩的特性，更能妥善地保存阴精呢。

---

1. 清代《随息居饮食谱》作者。

故而在初夏后，小满时，让紫苏帮我们开散阳气，用梅子帮我们滋养阴津，这就是最滋养的美好食物了吧。

这样看来，屯些紫苏青梅当小零食也很不错啊？或者准备些青梅酒儿。

宜灸血海。在膝上内侧，按之凹陷深处。

血，指包括血液的流动物质；海，百川所归之处。中医认为该穴是脾血归聚的地方，如海洋一样深广，所以称血海。主一切血疾及诸疮。

《金针梅花诗钞》"血海"条："缘何血海动波澜，统摄无权血妄行。"说的就是治疗崩漏经带，以及其他血分诸病。血海可以统血摄血。因为根据传统医学来说，经漏下血诸症，大多是由于血不归经的居多，好比是河道里的河水，因为河道里有淤泥而不能在河道里正常流动一样，就会泛滥。治疗这些病症，不能简单粗暴地进行堵截或塞绝，或者一刀割之，而是应该像大禹治水一般进行疏通，因势利导。高明的医生往往在此体现。把泛滥的大水引入正常河道，或者直接疏导到更大的江海之中。血海中的"海"，也有这个深意，也是治病的法则，提醒后人，治病时应不伤人正气。

血海有两个别名，一为血郄，一为百虫窠。体现了血海穴治疗一切血证及驱虫祛风止痒的主要作用。可能大家会有疑问？血海治疗和血有关的疾病，还勉强可以接受，为什么能杀虫呢？中医的脾喜欢干燥的环境，讨厌潮湿。如果脾虚，不仅容易受到外界湿气影响，而且失去正常的运化能力，不能化湿，则湿邪下注，易生湿疹、疔疮，古人常说"虫生于湿"。取血海可健脾祛湿、解毒止痒。所以可以改变环境，达到杀虫的目的。况且，血海穴的功能与脾脏的生理功能密切相关。脾脏为气血生化之源。皮肤瘙痒，不外风热挟湿、血虚风燥所致，根据"治风先治血，血行风自灭"，可取血海凉血熄风止痒。

小满灸血海，除湿去虫正当时。

入 梅

宋·周 南

地湿衣生醭，天凉葛未裁。

暴暄偏坏药，微洒似成梅。

苦笋相将尽，良朋久不来。

若无书做伴，那得好怀开。

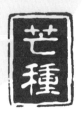

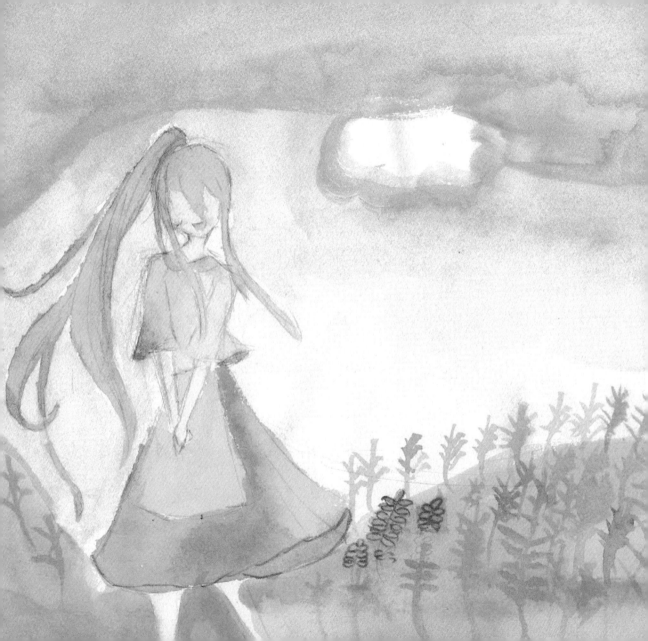

夏

长夏的第三个节气——芒种。这个节气其实也可以理解为紧跟小满之后的大满，这个满，绝大多数群众都知道是指大麦、小麦等作物的饱满成熟。

同时也是指芒种后江南地区梅雨来临，雨量增多，湿气渐旺。进入梅雨季节，缠绵的淫雨转眼成涝，于是，"有芒的麦子快收，有芒的稻子可种。"芒种可说是人们在与老天爷抢农作物啊！

芒种以后，雨量多，空气已非常潮湿，气温也愈来愈高，可谓"暑蒸湿动"。在这种湿热的气候条件"催逼"之下，人们机体内阳气也将达至最旺，而开始向体表浮留，说明这个时候，人体内部的阳气在慢慢弱化，内里反而空虚起来，脾胃运化功能亦随之减弱，也有"疰夏"之说。中医讲脾是喜燥恶湿的，在这种湿热的环境中，容易出现脾虚生内湿的症状，并且进一步引发或加剧一系列胃肠道相关的疾患。

我们自古就有端午时节悬艾以扶正祛邪的民俗，因为古人认为"虫生于湿"，所以用艾助阳祛湿。

这一阶段的健康养生，中医主张依照"补肾助肺，健脾祛湿"的原则来进行。而食养推荐首要即是薏苡仁哦！

为什么？

那就要从薏苡仁的属性说起。

《本草经解》中，味甘、淡，性微寒，无毒之食物。利肠胃，消水肿。得地中平之土味，入足太阴脾经；禀秋金之燥气，入手太阴肺经。肺气治则下行，故久服薏苡仁就能体会轻身益气啦。

　　然而，万物皆有偏性，过犹不及，用反了更有潜在危害。务须掌握属性后合理纠偏，方能显示物质最佳特性。比如这个薏苡仁，性微寒，大便稀溏的伙伴显然就不适宜了！但是，芒种节气后，江南地区进入黄梅雨季，自然界湿热渐重，而人生于天地之间，人的机体内部相对受外界之感，也易产生困湿乏力的现象。但夏季的这股热力就能部分纠正薏苡仁的寒性，加之薏苡仁的强效祛湿性，就又起到健脾作用了。如果干炒后则是健脾强力配方，也是针对寒性的双重纠偏哦。

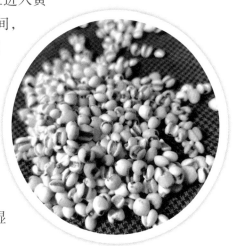

　　假若用炒薏苡仁与赤小豆，佐以少许糯米共煮，这份粥品无疑是芒种节气最好的祛湿利水经验方了！

宜灸昆仑穴。位于外踝后方，在外踝尖与跟腱之间的凹陷处。

昆仑，指高山或高丘。《释名·释地》："一成曰顿丘，再成曰陶丘，三成曰昆仑。如昆仑之高而积重也。"《尔雅·释丘》："三成为昆仑。"注："成，重也。"即丘有三重，高大之象也。古人眼界未宽，所以高山都可以叫作昆仑。外踝高高突起，犹如昆仑。本穴在高大外踝的后缘处。

昆者，《说文解字》："同也。《注》日日比之是同也。"仑者，《说文解字》："思也。"《云笈七签》卷十二引《太上黄庭外景经》："子欲不死修昆仑。"《云笈七签》卷十七："眼为日月，发为星辰，眉为华盖，头为昆仑。"梁丘子注引《玉纬经》："脐中为太一君，主人之命也，一名中极，一名太渊，一名昆仑，一名特枢。"昆仑穴的功效可以清热。

根据道家的观点，昆仑的本意是头盖的意思，本穴之气，上贯于巅顶，顺势下行，如昆仑山脉披沥百川。昆仑可以治疗头部疾患，结合其清热的特点，多用于清降膀胱经的热郁在上所致的头痛、记忆力减退，以及头昏头涨等病症。人身体的经络之气运行，有自然规律，古人早已知晓，所以有上病下取，下病上取的方法。昆仑穴的下贯能力是和其穴位名称相对应。

据此，昆仑穴还可以补脑，治疗老年痴呆，对增强记忆力有帮助。

芒种时节灸昆仑，炎炎夏日清烦热。

漫漫长夏好好过——辟恶篇

仲夏五月为"皋月"(《尔雅·释天》)。皋是湿气，湿气开始蒸腾而闷热，称"皋湿"。天五地五，五为中，为阴阳交替之时。自此盛夏开始。

梅雨季后，地下阴气始生，开始逼迫阳气，于是湿气蒸腾而闷热，交战中，天地间便越蒸越热了。

大家有否留意，雨季时，物事极易长霉，故而梅雨季后，南方就有"晒梅（霉）"的习俗。

而人体小环境犹如外在大环境，此时体内湿热的境况，恰似病邪温床，湿邪热毒自是"不请自来赶不跑"！那怎么办呢？

是不是也等雨季过后再来"晒晒"？还来得及吗？

可是，即便来得及，这又如何凸显中医预防为主的先进理念呢？

所以啊，肯定就得先做在前面！

中医理疗中，此阶段的养生思路当然是驱湿，仅靠造风刮风吗？

狭隘了吧！中医驱湿方法众多，这里就讨论讨论另一种好方法——扶正辟恶吧！

始终认为中医治病理念中，最好之一是"扶正"，这就是预防。好比面对外敌侵略，人家也不跟您动刀动枪的，关起门来练自己的，从头到尾咬定青山不放松地就一个原则——持中守衡。

您想啊，阴阳气血样样平衡，那就是什么都不缺，正气也就足，人家自强着呐，哪里怕啥外袭，自然就辟恶了。这个辟，音"劈"，通"避"，意义上更进一层，有祛除的意思。

这就叫"正气存内，邪不可干"。

扶正的方法很多，最自然易行的方法就是——顺其自然。要注意这个顺其自然，指的是顺从天地间自然运行的节奏，可不是顺您心里想干什么就干什么的主观愿望，那不是自然是欲望！相信顺其自然的养生法则，随处可拾，不再赘述。

先前我们也一直讲，现代人活得特别不容易，压力像山一样大、诱惑似海一般深，鲜有气血阴阳平衡的，于是退一步讲养生就要靠外力了。所以，这里就推荐您此阶段的理疗方法以供参考。

此时扶正，当以推拿背部的膀胱经、胆经，再补人体正面的冲任二脉，以芳香类中药如藿香、佩兰配伍为介质，扶正驱湿，首足呼应，促进经脉、气血的运行顺畅，确保湿邪及时被推出体外。

夏三月，不厌于日，这个阶段人体是需要适当多出点汗，这样不仅加快代谢，还能驱瘟疫气，排体内宿毒，实在是必要的养生手段。

但是，也是这个时候，由于阳气外浮，脾胃反而虚寒，从预防养生的原则来说，就应该"以热制热"。尤宜重灸腹部。不仅健脾，还能补益阳气，更可以弥补

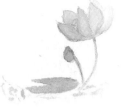

夏季出汗太多而引发的"失阳"反应。

在这儿，可以推荐下艾草了。

古人称艾能治百病，谓之"医草"。采艾浸酒，饮之才可"祛邪"，这里的艾草就是指有苦香的艾蒿。针灸穴位后，可以燃之用做治疗。

雅士用兰，穷人用艾。这可告诉了您夏季养阳的根本之一——善用艾！

农历五月，长夏已始，暑热渐盛为毒；小满、大满，江河满后，又值江南梅雨季，虽说夏季雨意滋润，雨生万绿，但若雨水过量，湿加上暑热必定导致邪盛。这个"毒邪"其实就是热毒加上湿毒了！

现代人却又娇气得很，冷也不得热又不是，大热天里孵空调者络绎不绝，尤其是在大汗淋漓后，冷气一激灵，热毒变湿寒了，当真防不胜防。而艾草性温热，属纯阳，不仅可以祛除湿寒，温暖下焦，还能确保肾经满足，甚而弥补整个夏季的过度消耗之亏损啊。

艾蒿性温热，属纯阳，可以祛除湿寒，温暖下焦，确保肾经满足，弥补夏季过度

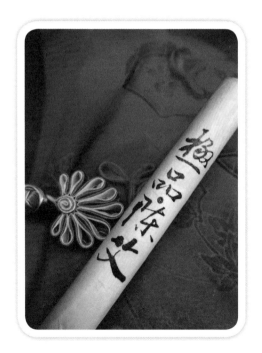

消耗之损亏。然而，若针对祛除湿热，似乎就力有不逮了。

那么，此期间这种特别的又湿又热的毒邪，该用什么草来熏一熏能起良效呢？

可知山野草丛中遍地滋长的苦蒿正是此时良药！

苦蒿性寒更能祛湿毒，其既能入里又能出表，无论湿毒蕴积皮肤抑或深入血脉，善用苦蒿后均能将之逐出。

针对夏季常见湿疹、疥癣等皮肤病，最简便的方法就是，用新鲜苦蒿煮水，沸后 10 分钟，待冷却时浸泡患处，并用苦蒿叶擦拭，泡后直接用干布擦干，无须再用清水冲洗。

可是，城里人又如何来区别艾蒿和苦蒿呢？告诉您最简单的方法，光瞧外形就行。

新鲜的艾蒿矮小，长满白色的绒毛，叶子直接长在主茎上，不分叉。而新鲜的苦蒿呈深绿色，比较高大（能长至 1 米余）。

大自然中，野蛮生长的药物，药性就是强啊！

阴阳交错的端午节

五月初五，端午节，恶月恶日，已近仲夏。

为什么称端午为恶月恶日呢？

先来查查端午的解释吧。

端午的"端"指端正，又有开始的意思。"午"与"五"相通，都是正中的意思。"一纵一横为午"，将端、午两字的本义相加，就是"交错为正"了。这个"正"是天地阴阳的交错点，更是阴阳相争的时候，所以要整肃、端正。

端午节吃粽子是家喻户晓的风俗，粽子甜咸皆宜，更有艾香粽子。正是"玉带一缕腰间缠，无限诱惑在里边"，其中也含阴阳交会之理，粽叶为阴，粽米等食物为阳，一个粽子即取阴阳相裹之意，正对应端午前后的时令，阴阳二气还互相交融、没有分散的征候。

一晦一明，相互交界，在端绪纷繁的时候正是极易走偏之际，而"毒"更指物体到达了极致的状态（比如"眼睛好毒""手段好毒"）。所以，五月阴阳正交错时，适逢气候潮湿炎热，正如潘多拉魔盒打开之时，于是诸毒乍起，正谓"九毒"之首日。

这个据说伤身损气耗精元的九天，即农历五月初五、初六、初七，十五、十六、十七以及二十五、二十六、二十七。有个专用称谓叫"天地交泰九毒日"，在这一天民间有喝雄黄酒、插艾草等避疫驱毒的习俗。

明白了这个毒，可以理解为中医里的湿热生虫的湿热之毒；虫也可以理解为西医讲的细菌、病毒等微生物。

农历五月，暑蒸湿动，湿毒、热毒若滞留体内势必作祟生虫，所以"排毒"是必须要做的！

而这个阶段，排毒最直接、常用的手段是拍痧。

您还记得拍八虚吗？

人体的腋窝、肘窝、两髀和两腘这八大关节处，是人体最不设防、最易"藏污纳垢"的处所了。用空心掌轻轻地拍—用匀力—着重拍打这八个地方。

这种简单粗暴的手段，可是此阶段最行之有效的"排毒"呢！

但是夏季阳气宣散浮留于四肢体表，若过度依赖拍痧，宣泄太过的话，毒虽排了，但阳气也耗损了，甚者会伤及元气。

所以说，想要排毒并不难，难的是排邪同时保存体力养好阳！

其实，老天安排自有奇妙之处，好比当下湿热毒之际，也恰是盛夏补阳之时，若手段运用得当，补泻才能兼顾，此方谓养生之正道也。

所以有句口号叫：我们要泄还要补，更要补得法。

如何补得法？借天之力，配合天时狠狠灸。夏季养阳的根本之一是善用艾！

告诉您几个祛湿养阳的穴位：蠡沟、阴陵泉、水分。

常灸即可！

夏至日作

唐·权德舆

璿枢无停运，四序相错行。

寄言赫曦景，今日一阴生。

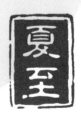

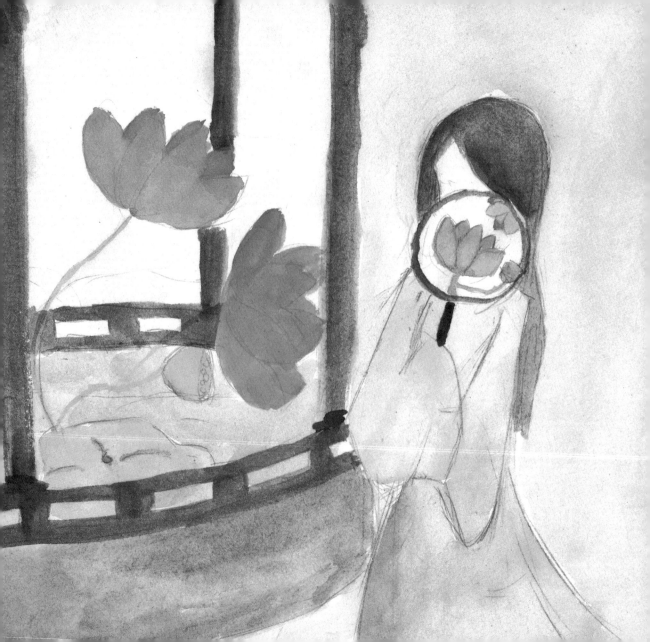

众所周知夏为大，至就是极的意思。夏至，大到至极，预表万物到这个节点就壮大到了极点。

这是北半球年中日照时间最长、黑夜最短的一天。此后，白昼日渐缩短，故民谚云："吃过夏至面，一天短一线"。夏至节气是一年"四时"之一，标志酷暑真正开始，正所谓"夏至不过不热"！也是一年中日照最长的一天，暑热炎炎自此始。当然，也是最有诗意的一天，好比夏天的雨，无所顾忌而随心所欲。

众知，夏至是年中阳盛阴衰的极点，阳气盛于外，到了夏至这个节点，"一阴乃生"，此时盛阳覆于阴上，阳极变阴，阴始生于其下。根据中医天人相应理论，夏至节气人体元阴之气也开始萌发。这时候，一阴虽然开始萌芽但仍然娇嫩。根据"阴阳互根"原则，元阴此时萌发生长的过程，是来年阳气生发、疏泄的基础。

大医孙思邈精于食养，推荐此时饮食宜增酸食苦。增酸是固表，以防止出汗过多而伤身。这也是为了迎合夏季的"无厌于日"，就是要多晒太阳多出汗，迫使体内的伏邪排出。而苦味能坚肾，食苦是为了配合出汗排邪的同时，又能固密精气，所以说夏季吃"苦"是补肾呐。

于此，首要推荐当令宜食之物，乃苦中回甘的"大苦瓜"！

每当夏至来临，深觉一览苦菜小，唯苦瓜而高大矣！以苦见长，又在苦中回甘。吃了它可健脾开胃、增进食欲，也让湿热之邪避而远之！食中精品，简直无出其右了。

王孟英《随息居饮食谱》中说道："苦瓜味苦，生则性寒，熟则性温，入心、肝、脾、肺经"。

青则苦寒涤热，明目清心。可酱可腌，鲜时烧肉，先瀹去苦味。虽盛夏而肉汁能凝，中寒者勿生食；熟则色赤，味甘性平，养血滋肝，润脾补肾。

苦瓜之美，不再赘述，这里交代一下禁忌，中寒者以熟食为佳。"中寒"，指腹内寒凉者，比如便溏、胃寒、消化不好的大致都能归类于此。怎么办？一样要纠偏！

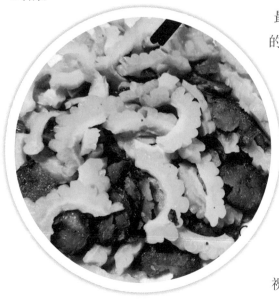

最简单就是参照食材属性，记住，相佐的大抵能纠偏，比如苦瓜煨熟是减寒性的一个方法，更有苦瓜炒牛肉丝或者鸡丝，均有纠偏作用。

须知苦瓜针对当下湿热气候，不仅有强力消热作用，兼具祛湿，更重要的是固肾，使先天之本强健，在这天地至阳，一阴初起时，悄悄地带一带萌萌的阴，这才是很关键的准备式。

吃得苦中苦，方有甜中甜。

祝您食苦回甘，一切顺遂！

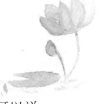

宜灸中封穴。位于内踝关节前方。

中封穴是肝经的穴位，其名字也很有趣。中，指人身元气的根本，也可以说是心神情志的活动。肝经往往与人的情绪活动有很大的关系。《素问·五常政大论》："中，根也。"注："谓生气之根本，发自身形之中。"中，又犹是指精神也。《史记·中庸》："喜怒哀乐之未发谓之中。"《史记·乐书》："阳而不散，阴而不密，刚气不怒，柔气不慑，四畅交于中。"又："情动于中。"封，是疆界和富有之意。《小尔雅·释诂》："封，界也。"《灵枢·本神》："随神往来谓之魂。"神魂讲的是精神情志的活动。肝藏魂，所以中封穴是肝经之气所藏聚的地方，神和魂的封地领土。

另一个说法是，聚土成凸为封，或者土在沟上曰封。《灵枢·经筋篇》："厥阴之筋，结于内踝之前。"说明中封穴的位置，中立在两封（名字皆为凸起之义的"商丘""丘墟"）之间。根据穴位的周围形势，两边凸起（阳），中封穴在低处（阴）。正好是《易经》卦象的"离"卦。也符合中医肝经的特点，内柔外刚，体阴而用阳。可以治疗与情志活动有关的疾病以及泌尿、生殖系统的疾患。

中封穴可以通过调理肝气的开阖，治疗肝经的寒热症状。由于此穴在骨上，没有缝隙可以进行深扎针，所以可以艾灸和按揉。世人大多数知道太冲穴，但本穴的功效也非同寻常。

另外，此时也可以酉时（下午5点至7点）灸神阙。

夏至灸中封，收敛心神身自凉。

漫漫长夏好好过——冬病夏治

夏至，极夏，江南雨季的湿气在闷热中蒸腾，直逼天地间高高在上的盛阳，并将逐渐成势，开始要牵制阳气了。但是，此时的阳气还是很厉害，拼命地压制阴气，故而酷热难挡，此时就当"避暑"，躲起来，以应伏天之"伏"（此处为埋伏之义）。

唐人诗句"小暑金将伏，微凉麦正秋"（武元衡《夏日对雨寄朱放拾遗》），一语中的。紧跟着三伏天之后，秋意已逐渐悄然潜伏于如此壮丽的长夏中，隐隐有驱逐盛夏的味道了。阴阳交驳中，湿气蒸腾，又闷又热。

此时暑气正浓，伤心气；火克金，还伤肺；金生水，又伤肾，饮食宜适当减苦，增辛。从源头上来平衡。

这个阶段，可是中医养生中冬病夏治的好时机呢。尤指伏针、伏贴等治疗手段。

"冬病夏治"理论，目前的媒体已经广而告之到耳熟能详，但我们这里所说的概念略有不同。

大家知道，"伏"，乃是藏阴气于炽热之中的意思。夏至时，一阴乃生，这个力量虽弱但后劲博大。故整个春夏养阳之阶段，唯此节点养阴尤重，更凸显中医"阴

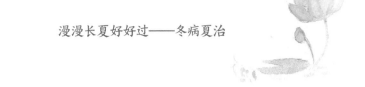

"阳互根"之守衡真道。

所以，"冬病夏治"阶段，不仅是治病，更是养生好时节！

清代张志聪注："春夏阳盛于外而虚于内，故当养其内虚之阳，宜用辛热温阳饮食以补阳气"。

阳气，是维持人体生命的主导能量。若阳气虚衰，人的抗病能力便随之下降了。

另外冬天高发的疾病，多属寒性，而寒邪能够侵袭人体的原因正在于机体内阳气不足。那么，扶助人体阳气，就是预防疾病的重要手段之一。

冬病夏治即根据"天人合一"的季节防病理论，在长夏阶段，利用自然界最旺盛的阳气，以及人体阳气上浮等特征，来调整气血阴阳的平衡，从而预防并治疗冬季痼疾。针对的病种有：慢性咳嗽等上呼吸系统疾病；风湿病、关节病（包括颈肩腰腿痛）；畏寒以及属于脾胃虚寒、肾阳虚等疾患。

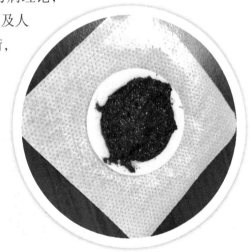

冬病夏治的方法有多种，其中最常用并直接有效的就是"伏灸"与"伏贴"了。

那如何执简御繁呢？

就从腹部入手！

人体的腹部有太多重要的内脏器官，我们日常所说的心腹之地，就是指十分关键的部位。并且，人体的正常生理活动都是在腹部脏器功能正常运行下得以维持，并且有多条经脉在腹部分布，为全身输布气血津液、内连外达提供了广泛途径。

在针对内脏疾病或慢性全身性疾病时，

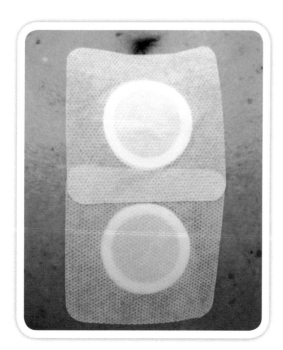

采用腹部治疗，具有脏腑集中、经脉最多、途径最短等优点。透过腹部相关经络的调节，就能帮助机体尽快并高效地达成相对稳定的状态。

从中医的角度看，"正气存内，邪不可干"和"有诸内必形诸外"是中医的疾病认识观，说明所有的疾病都与内脏的功能失衡有关，并且由于脏腑失衡而导致的疾病也可通过体表反映出来。

所以，在三伏天，反而要通过对腹部经络的理疗，配合相应穴位的给药热敏敷贴，就能治疗一些迁延不愈的慢性病，改善或提高人体的体质。这就是"冬病夏治"的一大特点。

科普一下

"伏"，乃是藏阴气于炽热之中的意思。夏至后，一阴乃生，这个力量虽弱但后劲博大。整个春夏养阳之阶段，虽然是养阳为主，但此"阴"之力也不能小觑。唯此才更凸显中医"阴阳互根"之守衡真道。

故而，"冬病夏治"阶段的伏灸伏贴，不仅是治病，更是年中养生养阳很好的时节！正应了那句"阳气若足千年寿，灸法升阳第一方"。

中医之"冬病夏治"，是以《内经·四气调神大论》中"圣人春夏养阳，秋冬养阴以从其根"为理论依据的一种治疗方法。其中，风湿性筋骨病、肩关节周围炎、风湿性关节炎等病，多因正气虚弱，感受风寒而诱发，且好发于冬季，故称"冬病"。

您可知道为什么"冬病"易生？

夏

当冬天来临之际，天地间的阴气逐渐增强。人体关节中潜藏的病气也多属阴，感应天地之变化，也蠢蠢欲动，患者也就常常鸣呼哀哉。到了夏至阳盛时，"冬病"患者体内的阴气也随夏季的阳气，欲浮于外。此时治病，正好可以削弱或铲除病气（阴气），达到人体阴阳平衡的目的。

六月三日夜闻蝉

唐·白居易

荷香清露坠，柳动好风生。

微月初三夜，新蝉第一声。

乍闻愁北客，静听忆东京。

我有竹林宅，别来蝉再鸣。

不知池上月，谁拨小船行。

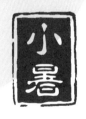

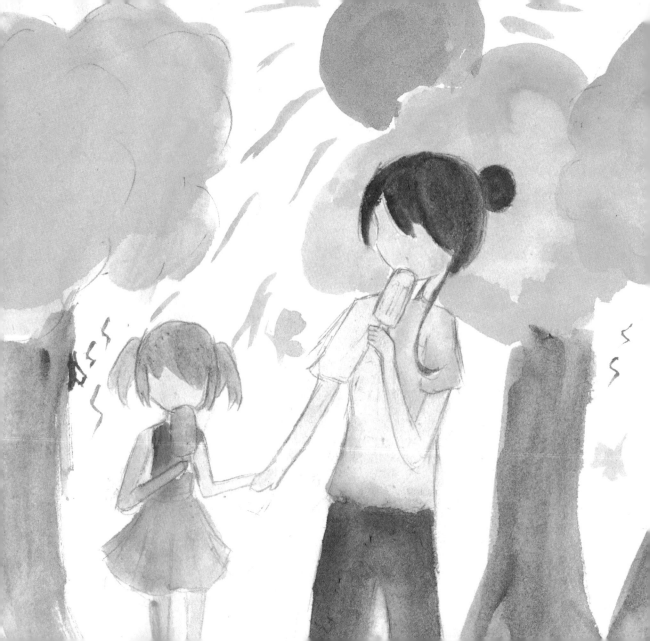

　　小暑节气，近六月节。这里"暑"拆分为"日""土"和"日"。指地上、地下都有日光炽热地照耀。暑气已尽覆大地，与梅雨季的潮湿交杂，温风如汤，从里到外又热又沉。伴随着雨后残阳似火，方显酷暑长夏的壮丽了。

　　进入小暑这个节气后的第一个庚日，也就是人所咸知的"入伏"了。现代人重视"未病先防"，因而对于三伏天的养生也逐渐深入了解并重视。

　　三伏天，养生应主张一个"淡"字，除饮食清淡外，社会活动也应趋于平淡，以应自然界潜"伏"的隐藏之义。另外，这个阶段阳气浮于体表，阳气外出易疲乏，此为虚。故而大家每逢此际，会感觉更倦怠些，因为身体内消耗较别的时候大，故而表现得更为虚弱，也因此常常会产生虚热。

　　中医认为此时阳气隆盛，对应人体阳气正活跃之时。通常针对慢性虚损性疾病患者，适时借助天时，用中医独特的"以热制热"原则来调整人体阴阳平衡，及时补充人体小宇宙之能量。对于冬病，采用夏治这一借天之力的治疗手段，可起到事半功倍的效果，甚至可祛除一些宿疾，使元气得以恢复。

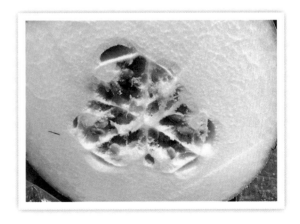

　　最佳食养大冬瓜应时而来，就是最好的清热解暑之物，也是天地造化之功。

冬瓜味甘、性寒，有消热、利水、消肿的功效。冬瓜含钠量较低，对动脉硬化症、肝硬化腹水、冠心病、高血压、肾炎、水肿膨胀等疾病有良好的辅助治疗作用。

《随息居饮食谱》："若孕妇常食，泽胎儿毒，令儿无病。"证明冬瓜就有丰润、解毒等功效，还可以帮助形体健美。冬瓜的种子和皮也可入药，冬瓜肉有利尿、清热、化痰、解渴等功效。冬瓜若带皮煮汤饮，既消肿利尿又清热解暑。

特别推荐清心美饮之冬瓜茶

请保留大冬瓜的所有内容（皮、瓤、籽）；

加入大冬瓜总量 1/4 的红糖；

先腌制 45 分钟；

加祛皮姜片 3 片；

与少量净水一起煮沸后小火慢炖；

至冬瓜可被碾成泥状；

嗜甜的，还可添少量冰糖加味；

尽溶收汁后关火冷却，密罐冷藏。可于盛夏时常取 1 勺冲水饮。

健脾清肺又利水，功效不胜枚举。

这里再唠叨一下，东西再好，过犹不及。平时易腹泻的，不能食生冷冬瓜，一定要煮熟烧热才行。

宜灸后溪穴。后溪穴位于小指侧指掌关节后方的凹陷处。

后者，《说文解字》："继体君也。"本义是君主、帝王。溪者，原本的字是"谿"字，《说文解字》："山渎无所通者。"是山洼流水之沟的意思。后溪后溪，顾名思义，是前有山谷，后有水溪的意思。《素问·气穴论》中说："肉之大会为谷，肉之小会为溪。"在中医学里，溪和谷是穴位的两种形态，指的就是人体肢体肌肉之间相互接触的缝隙或凹陷部位。大的缝处称为谷或大谷，小的凹陷处称为溪或小溪。从广义来讲，溪谷代表了人体所有穴位，《素问·五脏生成篇第十》中说："人有大谷十二分，小溪三百五十四名，少十二俞。""谷"相当于十二经脉循行的部位，"溪"相当于三百六十五个经穴的部位。谷者，山谷也，多气少水，其所代表的穴位也多指气穴。溪穴，多水少气，其所代表的穴位多是由"精气神"中的精，化生成气而成。

从"后"字的本意来看，是君王、帝王。金元时期的窦汉卿，首创的八脉交会穴，始载于《针灸指南》。后溪穴通督脉，统主人体颈项背部的病症，也是此意。也与"后"的主督之义有密切关系。

本穴又和木的属性有关，木主肝，肝主筋，故能够舒筋活络，养血柔筋，所以此穴也是治疗痛证的常用穴。

炎炎夏日，空调冷风，防不胜防。小暑艾灸后溪穴，去风通督，平安度夏。

大　暑

宋·曾　几

赤日几时过，清风无处寻。

经书聊枕籍，瓜李漫浮沉。

兰若静复静，茅茨深又深。

炎蒸乃如许，那更惜分阴。

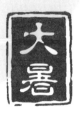

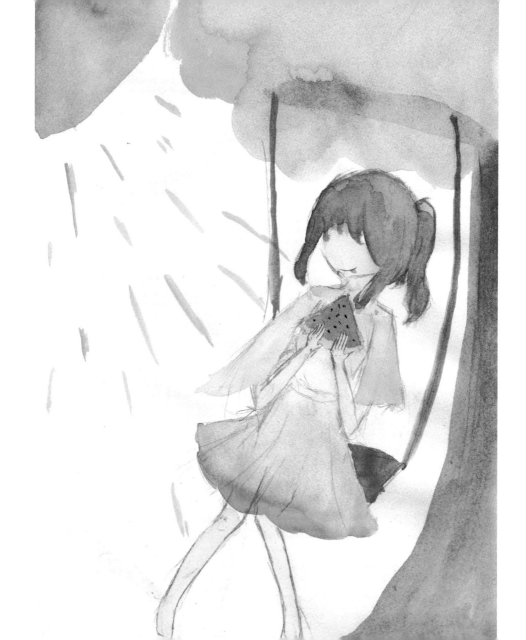

夏

天气炎炎，已近中伏，热甚，烈于小暑，故名大暑。

东汉刘熙在《尔雅·释名》中解释这个暑是煮的意思。火在地下蒸、日在天上烤，溽景薰天，这个溽（音同褥），就是指体内的湿，暑蒸热动，机体犹如在屉笼中蒸煮，浊气无法上腾，故民间也有说大暑里面是"龌龊热"。

这是全年阳气最盛的时节。而阳气盛极又开始反推阴气下遁，由此湿热渐退，秋渐近。好期待下一个节气啊。

这个阶段天地间的阳气升浮于外，对应人体也是如此，平素内伏的邪气亦容易外达。因此，在此时段配合中医的治疗原则来"扶阳透邪""活血化瘀"。故对于那些每逢冬季发作的慢性疾病或者受寒后致阳气虚损的病，是最佳治疗时机。乘此天时，借助大自然盛达的阳气，配合中医的特殊手段来"以阳治阳"。

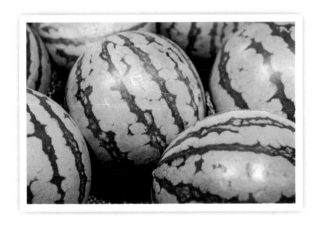

大暑天，通过大汗淋漓来完成吐故净身，仿佛蒸发了整年积聚于体内的污秽，为后续的干爽入秋做准备。若战栗栗而汗不出，那么最易发生的季节病就是中暑了。

藿香正气水是防暑标配。

其实还有挑动味蕾，清凉透身的解暑美"药"哦。

猜到了吗？就是大西瓜呀。

西瓜，英译"watermelon"，含水量丰富，三伏天里，大汗淋漓中，来几片大西瓜，既补了水又饱了口腹，真是透心凉式的莫大享受。

王孟英的《随息居饮食谱》中，对西瓜赞誉有加——瓜肉能清肺胃，解暑热，除烦止渴，醒酒凉营……治火毒时证，最能消疰夏、中暑之症。

虽霍乱泻痢，但因暑火为病者，并可绞汁灌之。以极甜而作梨花香者胜，一名天生白虎汤。

这可以解读为：盛夏时，热毒甚，让人心口烦躁，五心烦热，这是典型的"血热"现象，甚而发生血溢现象，血溢所表现出来的症状即是皮肤发红疹、莫名流鼻血等，甚至会发生脑溢血。

会吃西瓜、吃好西瓜，是调理这些盛夏常见症状的良药。因为西瓜能入心肺、肝胃和膀胱经，可谓"三焦通吃"，尽除三焦之热，其最重要的功效，是将心火直接利尿排泄，心火平了，血自然就不热了，大西瓜堪比凉血药啊！

咱们且来围观一下，如何当好称职的"吃瓜群众"。

西瓜肉甜，糖分很高，又属性寒凉，中医通常建议您，也就在三伏天里，自然界阳气极盛的时候，可以吃吃，正好阴阳平衡……其他时候，还真得因人而异并酌量慎食。

王孟英同时在《随息居饮食谱》中就提醒过诸位："（西瓜）多食积寒助湿，每患秋病。中寒多湿、大便滑泄，病后、产后均忌之"。

所以说，脾胃虚寒或者糖尿病患者就不要说什么西瓜缘了，最多有点"翠衣"缘。

翠衣，俗称西瓜皮，实质上是指瓜肉与瓜皮的中间层，营养成分同瓜肉接近、几乎无糖，糖尿病患者大可放心食用。若与鸡肉共煮，更取其健脾暖胃之功，而纠西瓜生寒助湿之弊，尤适三伏天养生之兼补作用，不仅消暑解热，更能补益中气，老少咸宜。

再悄悄告诉您一道温阳菜——西瓜皮切丝，开水焯后捞出，与熟鸡肉丝加调料拌食，就是那么简单。

用好了，西瓜浑身是宝。其实万物又何尝不如是。您瞧，西瓜籽的好，也让无福瓜瓤的小伙伴得以沾点西瓜味。

有云："西瓜甘寒降泄，子仁甘温性升……"民间更有习俗"食西瓜后食其子，即不噫瓜气"。

可见这是西瓜子的温散之功。

瓜肉性寒，瓜子性温。其实，天地间万物皆有其属性，奇妙的是互相之间，相佐平衡，比如姜肉与姜皮、橘瓣和橘络、瓜肉和瓜子……不胜枚举，实在是大自然的神奇组合。

如此精彩纷呈的大千世界，终究不离阴阳二字。中医的巧妙，正是在于找寻阴阳的动态平衡，顺乎自然，达到阴平阳秘。

请大家抓紧三伏天的好时机。来，吃大西瓜吧！

　　宜灸养老穴。本穴的定位比较特殊，古人称之为暗穴。在手腕关节外侧髁尖上。如何取呢？抬手当前，转腕使小指向鼻，手的髁尖即行分裂，此穴即开，在髁尖裂缝中便是。

　　养，奉养。老，年老、老迈。治老年阳气不足诸病。

　　《金针梅花诗钞》养老条：“老来两目渐昏花，两臂酸疼又带麻。养老穴真能养老，腕边锐骨缝为家。”本穴正因为能够治疗眼目昏花、筋骨酸痛等疾患，而这些症状是老年人容易出现的。养老之名，义或取此。凡用本穴，补多泻少，又宜多灸。《礼记·内则》：“五十非帛不暖，七十非肉不饱。”本穴在治疗上，针以补之，灸以温之，犹如年纪大了需要加厚衣帛，增加营养肉类蛋白。

　　对应节令，正如古书中说：“大者，乃炎热之极也”。暑热程度从小到大，已至极盛。暑热到极致后，也需要养一养。大暑之后便是立秋，正好符合了物极必反的规律。故而此时尤须补阳，抓住阳气至盛的尾巴。所以人感应于大，温补也是养老啊。

　　大暑灸养老穴，补阳又祛暑气。

跟伏天说拜拜！

8月上旬左右，末伏第一天，再过10天，长夏总算是要结束了，真正的秋天也终于姗姗而来了。

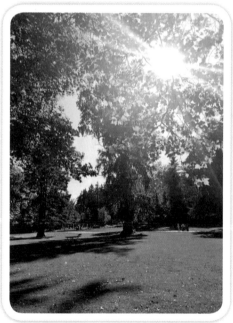

三伏天，在农历六、七月间，从万物生荣的阳极盛时，慢慢过渡向"言万物就死，气林林然"（《史记·律书》），说明自然界的阴气逐渐增长，事物从生、长的阶段过渡到收、藏的时段。

随着一伏接着一伏，秋季也已经迫不及待地要来，就像自然界的步伐，"一季催着一季，从来不停歇"。

所以，三伏天也可以理解为是秋驱逐夏的过程，而盛夏太过强大，于是秋才需要伏藏，秋在伏中集聚阴气，而夏却用酷热残阳压制着，于是，阴气不升而导致湿气越蒸越重，这就是伏天闷热的原因了，待到出伏，证明夏暂时输给了时光，秋赢了，于是驱逐残夏，秋高气爽。末伏在这青黄交接之时，显得尤其重要，既要祛暑退湿，又要迎新换季。重视末伏，换句话说也是对整个秋季养生的重视。

出伏后，秋天开始，直到冬至节气，是一个收和藏的过程，也可以说是降的过程。无论是大自然抑或人体的内部气血，都将从阳盛阴衰走向阴盛阳衰，时光、四季便如此往复交替前行。

而在收、降的过程中，扫除体内的堆积看来必不可少，而经络理疗中运用比较多的手法就是刮痧和扫散。

饮食中就要注意适当地增加咸味与酸味并减少甘甜，这样能滋养肾脏并收聚肝气，为接下来的秋收冬藏做身体的准备。

另外，秋是一个肃杀收敛的过程，夏季湿重，自觉浑身困重的人们，此时针刺减负，可以塑身祛湿，正是事半功倍之时！

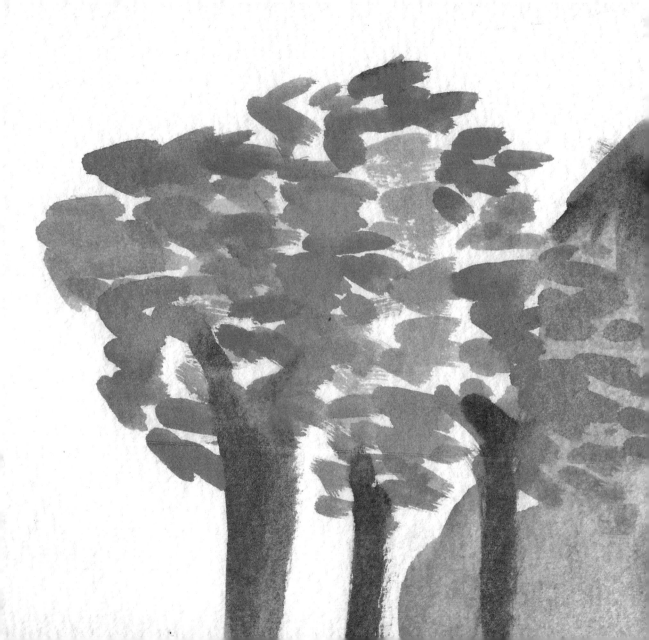

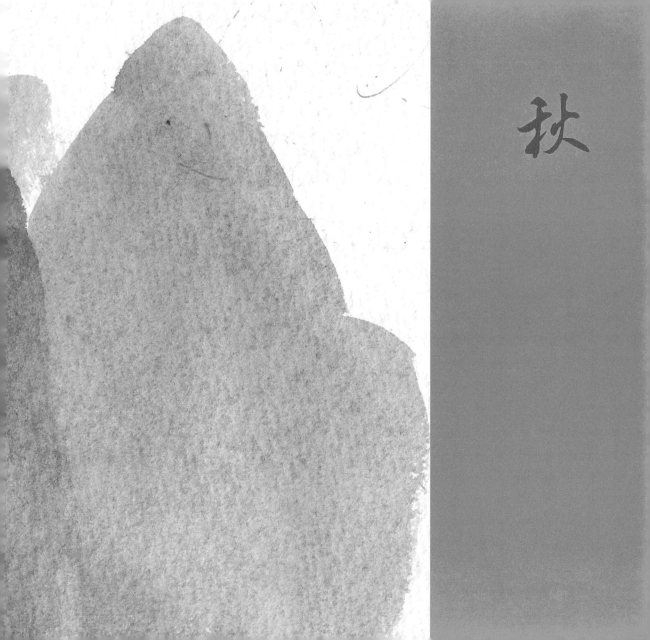

秋

养生畦

元·胡 奎

松根生茯苓，云气白于雪。

中有采芝人，商歌隔林樾。

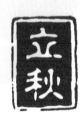

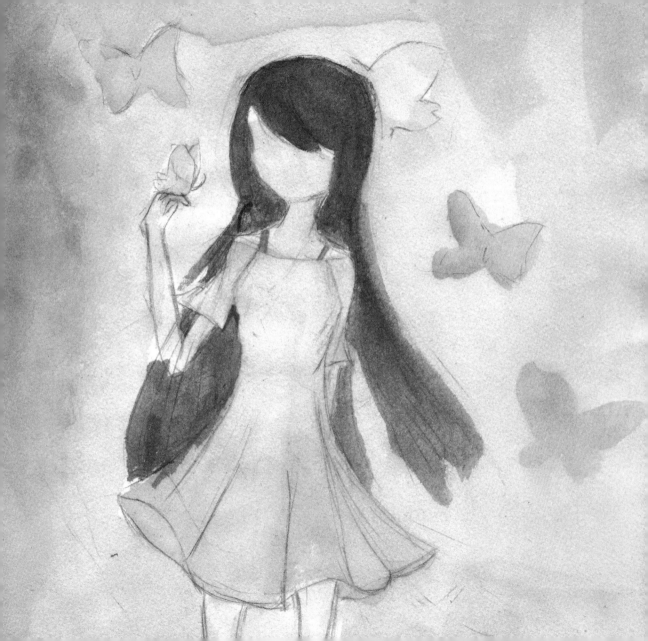

这是一年中最重要的"四立"节气之一，意味着炎热的夏天即将过去，秋天即将来临。立秋可以说是一年圆运动的另一个起点，天地间能量从这个时点开始收敛入地，经历冬季的收藏，到立春才作为新生命的源泉升浮上来。

"秋"指暑去凉来。立秋时，梧桐树开始落叶，因此就有"落叶知秋"的成语。

然而立秋，并非指秋天的气候已经到来，尤其末伏在节气后，更应民谚"秋后一伏还热死人"呢。立秋为七月节。春为生，熟为秋，熟为轻，故秋为轻盈展翅，有秋高气爽的意思。

"秋"由禾与火组成，是禾谷成熟的意思，春花秋月，实在是个丰收的节气啊。

而立秋又是预备进入秋季的初始，"秋者阴气始下，故万物收"。(《管子》)

自然界的变化永远是个循序渐进的过程，故顺应四时的养生，务须遵循春生夏长、秋收冬藏的自然规律。

立秋的气候是由热转凉的交接节气，也是机体阴阳代谢出现阳消阴长的过渡时期。此时养生，务必就要注重养收。

中医认为"土旺于四季之末"，即指"四立"之前，脾胃功能尤其旺盛，以推动季节的移行渐变。立秋节气时，极易产生暑湿犯胃的现象，加上人们在夏季常常会过食苦寒生冷之品想"舒解"体内燥热，反而引致脾胃功能减弱的现象。另外，秋季与肺相应，在人体中，上通气至脑户，下通气至脾中，是以诸气属肺，故肺为呼吸之根源，为传送之宫殿也。立秋养生贵在养阴防燥，注意保养肺气。可以趁着这个丰收的季节开始给身体一个"大扫除"，将体内多余的废物排出，帮助经络运行更加畅通，达到"收身"的效果！因此，这一阶段的养生保健当以"护脾胃，润宣肺"为宗旨。

立秋时节，自然界阳气渐收，阴气渐长，机体也开始要为过冬储备能量打基础了，实质上就是"贴秋膘"的准备期……而南瓜，正是抢秋膘的首选食物。民间谚语"秋光无限好，瓜是老来红。"即指此时宜食南瓜来代替西瓜了。

《本草纲目》记载："南瓜性温味甘，补中益气，入脾、胃经"。可见南瓜对于养护脾胃很有好处，把脾胃养好，才能吸收更好，以补充机体之需。

既便从现代营养学的角度分析，南瓜所含的果胶可以保护胃肠道黏膜免受粗糙食物的刺激，适合老胃病患者食用。

入秋后的气候特点就是干燥；这时肺功能也开始处于旺盛时期，身体比较容易出现燥热情形。南瓜具润燥功效，同时能给人以饱腹感，耐饥。想来当减肥主食也很不错。

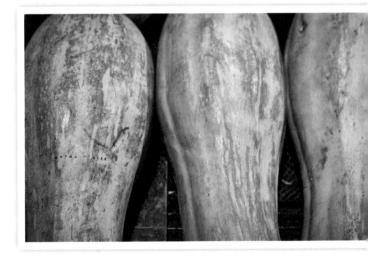

大家都知道，南瓜还是糖尿病患者的首选安全食物。

南瓜烹饪方法多样，可蒸食、熬粥、煲汤等。

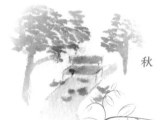

推荐您一个菜——南瓜莲藕荷兰豆

原料：南瓜、莲藕、荷兰豆、植物油、姜、盐。

做法：南瓜洗净切长条块备用，莲藕斜切片，每片切三长条备用，荷兰豆洗净备用。小电饭锅里放入植物油、姜，待到姜出姜味，将南瓜和莲藕放入，盖上盖焖一段时间，中间为避免糊锅可加入少许水，等南瓜快熟时，放入荷兰豆、盐、少许酱油，搅拌一下，再盖上盖焖一会，盛出即可。

这里南瓜入脾、胃经，又润燥；莲藕入肺经。脾胃从中医五行相生关系方面形容（脾土生肺金），好比是肺的母亲。所以，这道菜品不仅当令，更显母子呼应，相得益彰。

宜灸至阴穴，位于足小趾外侧趾甲旁。

至者，《说文解字》："飞鸟从高下至地也。"《易·坤卦》："至哉坤元。"注："至谓至极也。"《玉篇》："至者，达也，由此达彼也。"阴者，《说文解字》："暗也，水之南，山之北也。"《素问·水热穴论》："肾者至阴也。至阴者盛水也。"《解精微论》："积水者至阴也。至阴者肾之精也。"本穴是足太阳膀胱经的最后一个穴，是人体最大的阳收藏入肾水的位置，膀胱经的循行路线是从头到足，到达本穴，经络之气已是阳尽阴生，和后面的足少阴肾经相交接了，膀胱与肾同为水的脏腑，足心是由阳转阴的部位，故以至阴来命名穴位。至阴是肾脏的同义语，表示与经脉交接的地方。

至阴，顾名思义，到达阴的部位。一般来说，至阴或者至阳是指事物的中心位置。肾水为至阴是由于肾藏精，在精的位置上，咸主软坚其性平，为其他四藏的中心位置，因此为至阴。"至"也有"极"的意思，例如冬至、夏至都是指季节的某种极致状态。因此，至阴穴有转换阴阳的功能，可以治疗阴阳转换失调的病症。民间常常治疗胎位不正，常常就是艾灸此穴。中医认为胎位不正就是阴阳转换的功能失调，至阴穴恰恰有此功效，临床上运用也是效果不错。

《庄子·田子方》："至阴肃肃，至阳赫赫。肃肃出乎天，赫赫出乎地。"膀胱经的经络循行路线是从巅顶向下，达到足部，犹如肃肃出乎天。再由本穴转到足少阴肾经，即赫赫出乎地。养生家把头比作天，把腹喻作地。且从膀胱经的经络循行走向来看，头宜清凉，即肃肃也。腹宜温热，即赫赫也。命门之火，即人身热能之源也。古人对于穴位的命名，实在是深意久远。

立秋灸至阴，平稳度阴阳。仔细品味气机的交流。

另外，也可以未时（下午1点至3点）灸神阙。

秋日宜食酸

初涉中医的人们，由于略知半解，于是想当然认为春属木、酸亦属木，肝也属木，三木合一，天经地义，于是逢人便劝"春宜食酸"，唯独忽略了春季养阳契机在于协助升发，酸敛过度反而背道而驰。

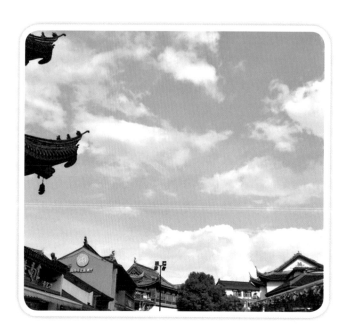

况且，酸入肝经，春季肝木当令，肝过旺势必克脾土，反而胃要不舒服了。初心虽好，却误人几许。

那四季中，酸宜几时食用呢？答案当然是秋季喽。这肯定是正确的答案！

您已知肝属木，酸亦属木，而秋天属金，肺也属金，大家有没有常常听说"金克木"，说明了什么呢？

　　换成通俗的说法就是：秋天肺气太旺盛了，有可能就会克伐肝木，而酸味入肝，是肝的正味，酸能够养肝补肝血，正好克制肺气过旺，弥补五行中缺木的匮乏。所以啊，秋季就要食酸，若咱撇开口味，单从养生角度考虑：酸涩尤佳。为什么？因为酸和涩味均属阴木，同气相求，食酸涩则收敛作用加倍。

　　众知秋是收获的季节，收就是内敛，对应人体，就是准备要往里藏东西的过程。因而体质虚弱的人，就更需要适当多食酸涩食物如莲子、芡实、山萸肉等来帮助收敛，固摄精气。

　　当然，普通人保健食养，固应考虑口感，故食酸甜即可。酸和甜味的性味相佐，相互纠偏。酸则生津化甜腻，甜能补益中气解酸敛，滋阴生津，相得益彰。

　　看到这，大家一定认为整个秋季当全民食酸喽？

　　我必须得很负责任地否定您！

　　脾虚的小伙伴就万万不可常食酸了。

　　为什么？

　　木克土呀。虽然说酸能开胃，但脾却怕酸多，酸若过量势必抑制脾的功能，从而影响营养的运化输布，脾土虚弱的人尤其容易被酸木克伐，故宜浅尝为妙。平时，如果有胃酸过多、食管反流、泛酸的人，就不宜过多摄入酸性食物。

　　来来来！教您辨别脾虚的小妙招：大便稀溏，脸色黄，您可能就是脾虚了！

秋日谈"病从口入"

　　一代名医孙思邈曾经说过："穰年多病，饥年少疾。"指的就是在农耕社会，遇到五谷丰登之年，人们因为吃得过多过饱而生病；反之，遇上歉收之年，少有饱食之日，人们反而很少患病了。

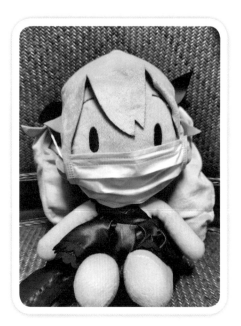

　　这就是"病从口入"的最好举证。

　　这个病，其实也是欲望。由此想起一位医家谈到，世间只一种病难治，就是动了心又忍不住性子！用文艺点的词形容，叫"欲壑难填"。

　　以上同理，讲的其实是一回事。

　　想想以前七老八十才能得的诸如关节病、糖尿病、三高症等，却是时下的流行病。

　　怎么得病的呢？

　　照我说，还是吃出来的。

　　当代社会五彩斑斓、众彩纷呈，科技已发展到只有想不到没有做不到的境界，精彩纷呈的广告更是把人的欲望勾引到极致。所

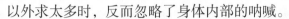

以外求太多时，反而忽略了身体内部的呐喊。

当我们由着眼睛和味蕾去究索人世间的美味时，或者忽略了机体的脏器可能正在哭泣。这就是直面诱惑时，动了心但没忍住性！

世界太美好，我要去尝尝，山珍海味诸般品尝，尝着尝着，满了口腹之欲却超了负载反变成累，甚而成了执念。

有时候想想，追求美食或者也是当代人减压的一种方式，不仅单指应酬时的无奈，现如今物质充裕了，满足口欲也算是美好生活的一点点体现罢。于是各色餐馆栉比、食物万象，而大家顶着"民以食为天"的祖训，心却早已迷失在感官中。此处尤须提醒您后面尚有一句是"食以安为先"呐！

这个"安"不单指食品安全，更有适度、适时的意思。

举个例子，养育小孩，有句老话：若要小儿安，三分饥和寒。小儿脾胃功能弱，七分饱最好，只有吃多了生病，很少有饿死的或者营养不良的。另外，时值秋风起，蟹脚痒的季节，但多食螃蟹会引发痛风。

当我们面对美食，动心是常态，从某种层面讲，还可能是动力，但是一定要有边界的约束，要懂得限速，好比开快车时脚带一下刹车，心动太狠的时候就知道该踩刹车，这就是忍住性了，就不易闯祸。

慢慢忍成习惯了，花花世界对您的诱惑力也就愈来愈小了，为什么？里面的气和精华足够了！所以修行的人常常过午不食。您说他们享受那么少，是不是不快乐呢？人家可满足了，这才是食天地之精华啊！

长江二首·其一

宋·苏洞

处暑无三日，新凉直万金。

白头更世事，青草印禅心。

放鹤婆娑舞，听蜩断续吟。

极知仁者寿，未必海之深。

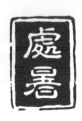

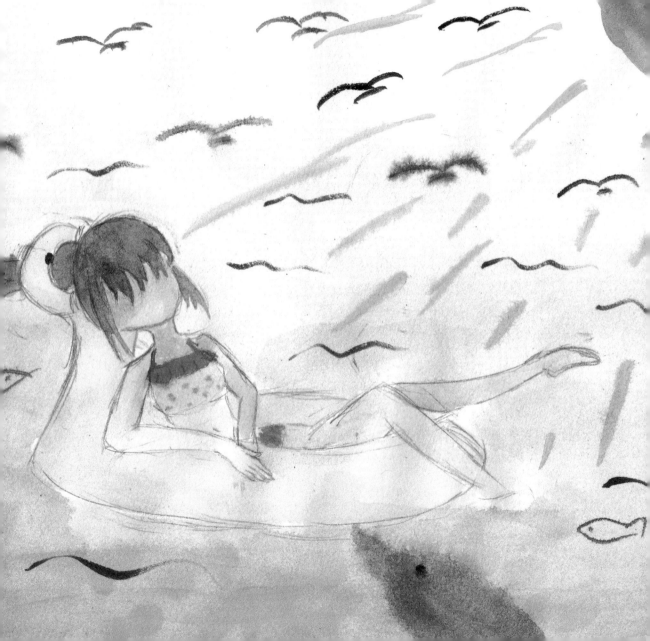

处暑节气，农历七月，盂兰盆节后。

盂兰盆节，也叫中元节或称鬼节，其实是一个祭祀的节日，以感恩天地所赐的丰收季。

处，去也、止也。暑气至此而止矣。因而处暑，也谓"出暑"，是指炎热离开的意思。正如诗云"一度暑出处暑时，秋风送爽已觉迟"。（左河水《处暑》）

"处"含有躲藏、终止的意思，顾名思义，从"处暑"这个节点开始，代表夏日的结束，是暑气止息后的潜藏。此时万物已经长成，随着热风渐转秋风凉爽，亦是秋蝉哀鸣草木将衰的时节，夏天由此真正地要告退了。

阳气至此催熟万物的工作已然完成，全身将退，自然界悄已滋长的阴气开始弥漫，秋风渐肃，万物收成而祀，是对天地的恭敬，也是静心以待收藏。整个大自然的蕃秀盛景趋于内敛，人们体内的阳气亦由疏泄趋向收敛。

据中医"天人相应"理论，处暑时节自然界阴阳交替，人体之内阳气也开始由至盛渐渐趋弱，正如爬山至最高点后一定开始下行，此时乃青黄交接之际，体内气血阴阳很容易失衡，营卫不和，甚至导致气血阴阳俱亏，就会出现昼不醒，夜不暝等睡眠症状，不仅影响生活质量更增加罹患心脑血管疾病的风险，所以此时宜去除体内多余废物，以便有更多的空间来养精蓄锐，收敛阳气，这才是"秋收"的真正含义。

秋季肺经当令，肺金性燥，此时主气为燥，燥邪当令。在干燥的气候环境中，人们常出现的咽干鼻燥、唇干口渴、咳嗽无痰、皮肤干涩等现象就被称为"秋燥"。

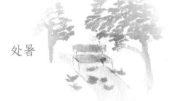

中医会采取"燥者润之"的预防理念，努力避免秋燥伤人。

而民以食为天，在此季节的食养，就会更多应用养阴润燥的食物了。比如，秋梨膏。

秋季蔬果首选秋梨，性寒润而味甘酸，养阴濡燥，入肺经胃经，清心肺上焦之烦热，治胃肠内扰之风消（清·张秉成《本草便读》）。正如《本草纲目》中夸曰："梨者，利也，其性下行流利。"药用能治风热、降火、消痰、解毒等，并润肺凉心。

民间更谓其"生者清六腑之热，熟者滋五脏之阴"。（李中梓《本草通玄》）

其实，秋梨生吃就能明显解除上呼吸道感染患者所出现的咽喉干、痒、痛、音哑，以及便秘尿赤等燥症。现代医学研究亦证明了梨确有润肺清燥、止咳化痰、养血生肌的功效。

您知道吗？梨还有降低血压和养阴清热的效果呢，所以高血压、肝炎、肝硬化等患者常适量吃梨亦有好处。

但是，万物皆有偏性，若忽略食物属性而追求单一效果往往容易"病从口入"。

来来来，先来看看秋梨的偏性。

它虽然不仅润肺还清心清胃，但性偏寒凉，因此体质虚寒、寒咳者就不宜生吃了，必须隔水蒸，或者放汤，或与药材清炖也可。民间常见的方法是用若干粒花椒，嵌在生梨肉中，隔水炖以解生梨寒性。清代大医王孟英一再提醒产妇勿食，会令人萎困、寒中。也就是说梨性属寒会伤胃。

那是不是代表寒性体质的人无享梨之口福？

非也！

轮到秋梨膏闪亮登场喽！

秋梨制膏确真甜美啊！最关键是可以纠偏。配合用姜、枣等食材，以祛除寒性，辅以生地、川贝、葛根、百合等共同入火慢熬，增强滋润养阴的功效。让绝大多数人在天高气爽的季节中食用，与大自然节奏相同步。

秋意渐浓，秋梨将尽，当令食材有限，宜趁早下手，也算顺应自然哦。

宜灸飞扬穴。在小腿后外侧凹陷。

飞扬穴，又叫飞阳。飞，飞出、离开之意。扬，依据《灵枢·经脉》作阳，指阳经。

此穴名有三层意思，其一，指步态不稳。《广韵》："飞，翔也。"《说文解字》："扬，飞举也。"《史记·高祖本纪》"大风歌"："大风起兮云飞扬。"《素问·刺腰痛论》："飞扬之脉，令人腰痛。"腰腿酸软无力，行步摇晃不定，正有飞扬之象。本穴也是沟通奇经八脉（阳跷脉和阴跷脉）的交会穴，此两条阴阳跷脉主人体的身手矫健，功效可以祛风健腰膝，助行走。常用本穴，则上述飞扬之状可以去除。

其二，指经脉别出。飞扬为足太阳（膀胱）经的少阴（肾经）络穴，经脉运行到此脱离正轨。向外侧斜络足少阴经，即飞扬的另一层含义。杨上善曰："此太阳络，别走少阴经，故曰飞阳也。"另外，足太阳膀胱经循行路线从臀部到飞扬穴这一段，与坐骨神经的分布相一致，当针刺此段穴位刺到坐骨神经时，被刺者会有一种疾快如飞的电麻感，而且这种感觉是沿着后正中线下行，斜向飞扬穴，到了飞扬后，则改小腿的后外侧下行。这也是古人用飞扬的良苦用心吧。

其三，指梦魂颠倒。《灵枢·淫邪发梦》："以邪容于肺则多梦飞扬。"《庄子·天地》："使性飞扬。"《淮南·精神》："使行飞扬。"说明飞扬可以治疗头目眩晕、气逆、神不守舍所致的神志飞扬，也就是阳气上越的疾病。既是病名，又是治病方法。

处暑灸飞扬，宁神度初秋。

冻冻才健康

　　处暑以后，秋季真正来临。四季养生理论主张"春夏养阳、秋冬养阴"，大家光从字面看，这个"养阴"已令人有感觉往下肃降的气息，就说明要开始"养收、养藏"了！

　　白露开始，再凶的"秋老虎"也该撤了，气候逐渐转凉，机体处于阳气收敛、阴精潜藏之初阶段，此时的阴精稚弱，需要保养。

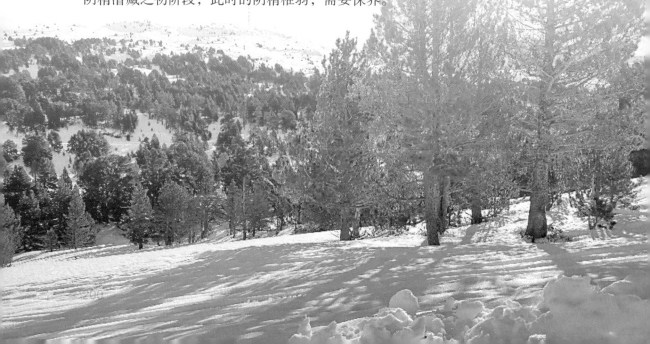

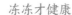

　　其实阴阳互根，阴为阳之基，秋冬养之皆为来年春季的生发之阳，随着秋去冬来，阴亦发盛于外而虚于内，实在是应该养养这内虚之阴。

　　经历夏季，来到秋天，此暑热渐消，秋高气爽，整个季节主收，阳气渐收，阴气渐长。这也是个万物成熟并收获的美丽季节，于是，人体也需要收一收了。

　　怎么收？

　　冻冻就收啦！

　　秋天要冻，慢添衣，是一种极其养生的健康习惯。

　　秋天冻一冻，毛孔不再如伏天阳盛时一直开着，有一丝寒意透过体表，告知机体："天凉了，该收了！"身体收到了信号，随之做准备，为阳气的敛藏清理通道，是保养阴精的方法之一。

　　况且，此时当令为秋，相应脏属肺，而肺主皮毛，适当冻冻正好收敛过旺肺气，对脾胃也是一重保护。古人恰说此时，宜冻足冻脑，这就是所谓"春捂秋冻"之说，正顺应天时。

　　仲秋，天地平和而肃静，这是萧瑟前提下的肃清，就是收缩，实质是为冬季收藏做准备。但这肃降的过程很重要，首先，肺主皮毛，体表的冷缩配合的好才能帮助肺气下降。

　　而人体由阴阳二气所成，阴阳相互制约，相互依赖。秋天天气转凉，大自然中阳气已将潜藏，故人体中的阳气也必定逐步进入蛰伏状态。

　　如何做才能更好地有利于阳气的收藏？当然就要靠阴的更好制约。秋季属金，

秋

性素，收敛潜降，故秋天冻一冻，就是加强阴气的制约，让阳气更好的根藏，为冬季收藏甚或来春生发做身体的准备。

我说各位，您还敢捂着吗？

然而，万事万物切勿矫枉过正，假若您为配合秋冻而冻到受寒又毛骨悚然，实在是太没必要，无论敛阳还是养阴都不成了！

时下，西风盛行，健身房遍地开花，国人接受外国运动健身观点为时尚，坚信出汗排毒是王道，殊不知这种做法却耗了真阳。汗为心之液，每天这么过量淌汗，排的并非毒邪，可以说是心血。长此以往，心脏病也要来叩门了。

退一万步讲，即使这一方法真的是好，用在秋季，也绝不妥当！

讲到这，大家应该耳边会响起家中老人代代念叨的"春捂秋冻"了吧！看，您还不得不服气咱老祖宗传承几千年的话才是"金点子"吧。

八月三日夜作

唐·白居易

露白月微明，天凉景物清。

草头珠颗冷，楼角玉钩生。

气爽衣裳健，风疏砧杵鸣。

夜衾香有思，秋簟冷无情。

梦短眠频觉，宵长起暂行。

烛凝临晓影，虫怨欲寒声。

槿老花先尽，莲凋子始成。

四时无了日，何用叹衰荣。

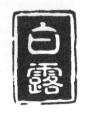

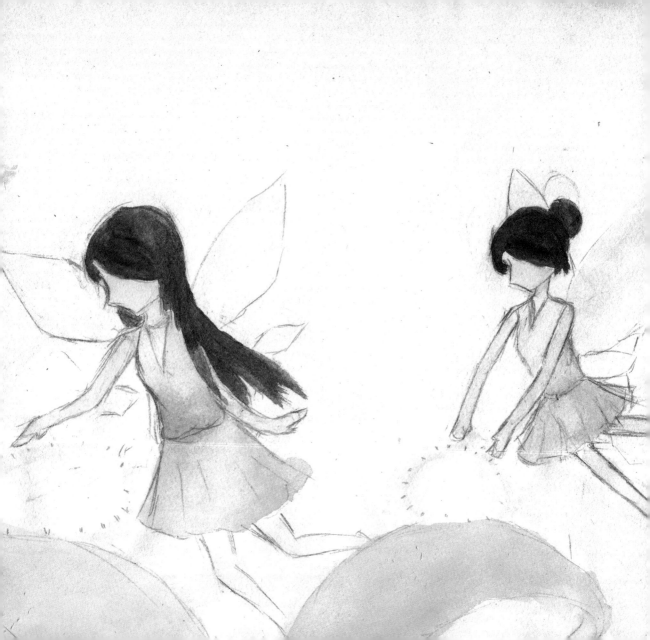

白露为八月节。水土湿气凝而为露，秋属金，金色白，白者露之色，而气始寒也。清晨草木上可见到白色露水，故名白露。

　　白露节气为年中昼夜温差最大的一个节气，"蒹葭苍苍，白露为霜"（《诗经·蒹葭》），讲的就是这种气温的变化，故而就有白露身不露的民谚。此时"一场秋雨一场凉"，需随天气转凉注意保暖。但添衣不要太多、太快，俗话说"春捂秋冻"，秋天适度经受些寒冷能提醒机体开始收敛阳气，有利于冬之收藏阳气。

　　民谚云："白露身子不露，免得着凉泻肚"，就是提醒人们早晚要注意防着凉，尤其是腰腹部。这个时候的保暖主要是指——除积寒。漫漫长夏，酷暑难耐，人们适应大自然的能力在逐减，空调、贪凉食冰等，当下那一刻爽快了，但不经意间，就埋下了"积寒"的因，如果疏于调理，就会出现咳嗽、咽喉疼痛、口渴心烦、发热发烧等呼吸道疾病症状；而肺主皮毛，秋燥就易使皮肤干燥，甚至产生过敏症状；同时，肺与大肠相表里，燥也容易引发便秘。长夏以后的积寒，加之大环境秋始寒起，所以此阶段的养生重点就应着重于"除积寒，润秋燥"。

　　中国古人极遵守自然法则，一切按照天时行事。比如说关于秋后问斩，大多死刑犯均须白露开始接受秋审，留待秋分后行刑砍头。因为秋季金旺主杀，万物收敛。这是天地间树木凋零的季节，象征着肃杀。故有必要动手术的人们可考虑选这个阶段进行，虽说是"秋后算账"，却也正应此秋气。

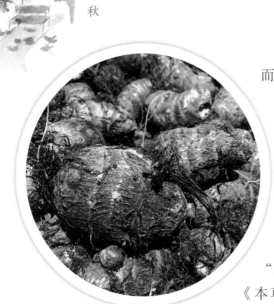

民以食为天。整个秋天都宜食白为先，而白露食芋头最香。

芋头除了色白对应节令，最是补益中气。

为度过酷暑长夏，大家想必已用尽食冰、开空调等降温手段，快意恩仇爽快得紧，很快就脾胃受伤了，此时补益中焦是谓要务，而食养中，芋头当首选。

芋头性平味甘辛，入肠、胃经，可"治中气不足，久服补肝肾，添精益髓"。《本草纲目》中记载："芋粥宽肠胃，令人不饥。"貌似是减肥佳品！

其实，以上诸等都远不如芋头另一大功效——消结散瘀。

比如古代著名验方芋艿丸就是用香粳芋头为主要原料配制而成，具消疬、软坚、生饥、宽肠、止渴等功效，对消除肿毒、痈疡、腹中痞块尤为有效呢。尤其针对甲状腺及乳腺结节的化散具有奇功。

那在食养中应如何应用呢？最简单的，煮粥就行。

或如《随园食单》中记载有"芋煨白菜"食谱那样——"芋煨极烂，入白菜心烹之，加浆水调味，为家常菜之最佳者"。

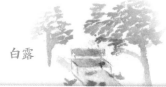

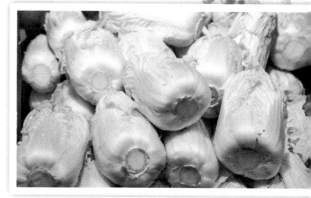

再或者，和鱼共煮为羹，甚下气，补中焦，味道最是鲜香肥美。

悄悄告诉您，食用芋头针对秋燥便秘，亦有奇效哦。

但是，脘腹胀痛者仍须慎服，同时注意生食芋头会有微毒，也要小心禁忌。

宜灸复溜穴。在小腿内侧，脚踝内侧最高点上三指宽距离处。

复者，《说文解字》："往来也。"《广韵》："返也。"溜者，《马观瀛涯胜揽》："弱水三千，舟行遇风，一失入溜，则水弱而没溺。又发也。"《管子·宙合篇》："减溜大成。"《注》："减，尽也。溜，发也。"溜，同流，是流通；同留，是留止。

复溜，顾名思义，往复流动而且又有发散的功用。能够助精化气，补足肾的阳气。肾为水脏，位居于下焦，通调水道，是其本职。溇流为洄流之水。水液必须在全身反复洄流，才能灌溉脏腑，泽润百骸。《金针梅花诗钞》复溜条："止者能流流者止。"如水肿、癃闭、无汗之类，用之可使之流；遗精、多汗、盗汗之类，用之又可使其不流。这也是具有明显的双向调节作用的穴位。

肾经上的穴位大部分在骨上，唯独复溜穴位于肌肉之间，容易得气，擅长补

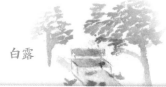
白露

肾，是临床中不可多得的补穴。《黄帝内经》中还特别推出本穴在补肾方面的作用。《素问·调经论》："岐伯曰：志有余则腹胀飧泄，不足则厥。血气未并，五藏安定，骨节有动。帝曰：补泻奈何？岐伯曰：志有余则泻然筋血者，不足则补其复溜"。

复溜穴，五行属金，其性从辛味，其用辛温发散利水，使肾气得以恢复。

白露灸复溜，调节体液度秋时。

养阴润燥小食方

　　农历八月，谓之壮月，这个"壮"指的是阴气壮盛。

　　八月十五，中秋，三秋至此为半，正在秋分节气，日月遥相望时，月才圆满。秋分，在古时，被称之为"争日"。从早春之鲜绿，到晚秋之金黄、殷红，生命之辛苦，争的又何尝不是这一点点的鲜艳。

　　古人谓"春分朝日、秋分迎月"，至此，阴气愈盛，阳光随之衰微，空气中的湿度也明显减少，天地之气已经变化了，时令在悄悄地转换中，从养生角度讲，人体更应顺应自然，收敛阳气，并以养阴为主。

　　此时的气候，已是"豆雨声来，中间夹带风声。"（蒋捷《声声慢·秋声》）满城满树的丹桂，落黄飘香，原是秋的颜色与味道啊！屈原在《九歌》中有"援北斗兮酌桂浆，辛夷车兮结桂旗"。由此可见，自古以来，在人们的心目中，桂花已是美的化身，成为很受推崇的花木。

桂花的香艳，浓情近霸道，极易入菜和茶。

王孟英谓其味辛性温。能辟臭，醒胃化痰。蒸露浸酒。盐渍糖收，造点作馅，味皆香美悦口。亦可蒸茶油泽发……诸此种种，实证丹桂为美食良佐。

同时，古人认为桂花为百药之长，据说常饮桂花酒能够达到饮之寿千岁的功效。桂花酒香甜醇厚，有开胃醒神、健脾补虚的功效。桂花酒尤其适用于广大女性饮用，它被赞誉为妇女幸福酒，女性饮用多有裨益。

为什么呢？

女性大多思虑多一些，难免伤到脾胃，桂花健脾，又气味芬芳，故被赞誉为幸福酒，女性饮用肯定就有好功效。

适量常饮桂花酒，还能除口臭呢。

想来，众人皆爱桂花，除了它的香艳和功效，更应着佳节即临时，它铺天盖地而来，正衬托起花好月圆的良辰美景，寄托了每个人的美好愿望！

另外，秋季宜食银耳。

众所周知，秋季养阴，防燥为首要，燥盛则干，耗伤人体津液。所以伤津就是伤阴了。

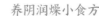

如何防秋燥呢？润肺是关键！因为肺为娇脏，最是怕燥。

如何润？药食同源，每日一小碗银耳就是王道。

银耳的功效实在太广泛，不仅滋阴润燥，更能入肺、胃、脾、肾、大肠经。大部分的问题都能被解决，关键是它还性特平和，润而不寒、甘而不腻、补而不滞……况且，银耳水发后，形似人体肺部构成，正如中医所讲"以形补形"。以上诸多益处，实在想不出不食的理由啊！

如何食？简单！

取一空置保温杯，银耳水发清洗后撕片存入，灌入沸水封存，24小时后倒入锅中，加若干冰糖、莲子、红枣、枸杞、百合等煮沸化开即可。

注意

银耳羹不宜贮存过夜后食用，会产生大量亚硝酸盐，有害人体。

另外，外感风寒与湿热痰多者，仍须少食为妙。

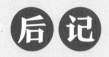

后 记

节气概念的出现，不晚于春秋战国时期。中国古代利用土圭实测日晷（即在平面上竖一根杆子来测量正午太阳影子的长短），以确定春分、夏至、秋分、冬至四个节气。二十四节气的名称，见于西汉刘安的《淮南子·天文训》。《史记·太史公自序》的"论六家要旨"中也提到阴阳、四时、八位、十二度、二十四节气等概念。

中国农历是在阴历（夏历）基础上融合了阳历成分的阴阳合历，即月相的变化周期，加入干支历"二十四节气"。所以，农历既有阴历又有阳历的成分。我们祖先把五天叫一候，三候为一气，称节气，全年分为七十二候、二十四节气。

节气是中国特有的，随节气变化而调整生活，是古人智慧的结晶。根据节气特点，把天、地、人三方面都协调好，和谐共存，人与自然会更加相容。

中医是很接地气的一门学问，能自养也能助人。学好中医会比平常人多出一份从容，一份自信。作为医生的我，在临床上也努力遵循先贤的思维，结合现实的情况，治病救人。

五年前开始，每至节气时，均在微信的朋友圈发表一些相关的养生小提示。陆陆续续写了一百多篇，此书是对小文的汇总。从中医的角度，提示日常生活的点滴注意事项，以方便操作为前提，尽量以点带面，从小处着手，逐渐培养正确的习惯，使人与自然的关系更加和谐，滴水穿石，日久见健康。

　　二十四节气，我从秋分开始作为第一章节，与主流以冬至、立冬或立春为开头的顺序不同，主要有以下两点原因：其一，秋分，正好是阴平阳秘之时，天地间达到动态的平衡。传统文化推崇中庸之道，既是人与天地间的平衡之道，也是人生的终极目标吧。其二，秋天也是收获时节。起心动念写这本书，正是在秋天。虽然本书的内容是前几年短文的汇总，但每每重温，又会产生新的理解。子曰：温故而知新！诚不我欺也。

　　书成之际，正值瘟疫肆虐，该是传统医学可以致力之时。悟透古人智慧，静心读书则定能生慧，也能增强抵抗力。

　　谢谢编辑老师、詹红生主任、吴玉云女士的支持和帮助。

　　另外感谢杨溢、周力群、姚学军、张瑾、李桢颖提供的照片。

　　书中不足之处，恳请指正！

杜　炯

庚子年正月初三